胸部X線カゲヨミ

「異常陰影なし」と
言い切るために

中島幹男 著

羊土社
YODOSHA

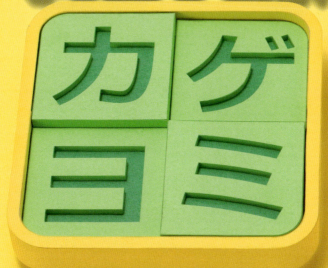

はじめに

本書のコンセプト

研修医の皆さんが胸部X線写真を見る機会が多いのは，主に救急外来，ICU，呼吸器内科ローテーション中だと思いますが，何科であれ入院する患者にはルーチンで撮影するという施設も多いでしょう．なかなか系統的に勉強する機会がなく，呼吸器や放射線科の専門医以外は読めるようで読めないのが胸部X線です．その割に初期研修が終わった頃には，何となく読めるようになった気になってしまうのが恐ろしいところです．

開業している先生にとっても胸部X線写真は鬼門のようです．もともと呼吸器内科以外を専門としていても，いざ開業すると胸部X線を撮影する機会もありますし，検診で撮影された胸部X線写真の読影依頼もあろうかと思います．私の大学の同級生の多くが開業していますが，そんな悲痛な声がよく聞こえてきます．

多くの胸部X線の教科書は異常陰影の鑑別を重視したものが多く，病気ごとに典型的な陰影が示されています．しかし，そもそも異常があるのかないのかが判断できないとそのステップには進めません．異常があるとわかれば，CTなどさらなる精査にも進めますし，研修医なら指導医や専門医に相談するという必殺技が使えます．

胸部X線の読影で一番難しいのは，その写真が正常と言い切ることなのです．「ウォーリーをさがせ！」という絵本では必ず一人，ウォーリーがいるという大前提で探しているので，見つかるまで探すことが可能です．いないかもしれないと言われると絵本を読む子どもたちはやる気を削がれ，すぐに飽きてしまいます．実臨床ではウォーリーがいるかどうかもわからないX線写真を限られた時間で読影し，ウォーリーがどこにいるのか，いないのかを判断しなくてはなりません．見つけたウォーリーが何人いるのか，どんな性格なのかを判断するのはその後です．

このため本書では，**いかに正常と判断するか，異常を見落とさないか**，特に日陰のようになって見えにくい部分にある陰影を見逃さない読み方「カゲヨミ」を解説していきたいと思います．異常陰影は決して隠れているわけではなく，見えているのに読めないのです．毎年ローテーションしてくる研修医の読影を見ていて思うことは，**読めないところは皆同じ**ということです．このため，あえて重要なポイントのみに絞り，各論からスタートしました．普段自分が見てもいないような場所，すなわち見逃しやすい場所を知るのが大切なのです．また，初学者がもともとオーダーすることのない側面像は省略しました．疾患名もほとんど出てきません．**影があるかないかだけ**です．

本書は2017年4月から2018年3月まで「レジデントノート」誌に連載された内容を加筆・修正したものです．私が普段研修医の先生たちに行っているミニレクチャーを実況中継のように解説したいと思います．わかりやすさを優先しましたので，一部正確さを欠いている部分があるかもしれません．私の長年の思い込みもあるかもしれません．ぜひ率直なご意見をフィードバックいただければ幸いです．

本書が皆さんにとって胸部X線写真の読影を勉強するきっかけとなり，所見の見落としを減らす一助となることができれば存外の喜びです．

本書は大阪市立大学大学院医学研究科放射線診断学・IVR学の下野太郎先生に専門医の目線から，また東京大学大学院医学系研究科の道端伸明先生，麻生将太郎先生，森田光治良看護師には専門医ではない読者の目線で査読をいただきました．貴重なご意見をいただき感謝いたします．

2019年2月

東京都立広尾病院救命救急センター
杏林大学医学部救急医学
東京大学大学院医学系研究科 公共健康医学専攻臨床疫学・経済学
中島幹男

推薦の言葉

本書は，これまでにないほど取っ付きやすい胸部単純X線写真の“ものがたり”です．「胸部単純X線写真ってどうやって見るの？」という人から，「どのように教えたらいいの？」という人にまでもぴったりの入門書です．

内容は，病名を当てるためではなく，“異常所見を見逃さず見つけ出す”ことを主眼としており，極めて実践的です．胸部写真の教科書が数多く出版され続けているのは，この“異常所見を見逃さず見つけ出す”方法の習得が難しいためでしょう．本書は，とてもわかりやすい記述で，それを可能にしてくれます．解説方法は大変ユニークですが，妙な色や癖が付かず，次のステップへとつなげてくれます．

中島幹男先生とは，彼が医学部5年生のときに出会いました．好奇心旺盛な方でしたが，画像診断の面白さにもはまられたようで，読影実習・放射線科カンファレンス，院外の画像診断研究会など積極的に参加されていました．卒業する頃には，彼の画像（だけでなく臨床全般）に対する類まれなるセンスで，放射線科研修医を軽く越える画像診断能力を開花されました．画像診断医になってくれたら嬉しいなとは思っていたのですが，彼の全方位への好奇心から収まりきらなかったようです．その後，一般内科医，呼吸器内科医を経て救急医・集中治療医になられ，現在も多方面でご活躍中です．

本書は，特定の科からの観点で書かれたものではない，ということが中島先生のご経歴からもわかっていただけると思います．実際，いろいろな科のいいとこ取りをして作り上げられた，胸部写真読影入門書となっています．妙な方向付けやマニアックさは皆無で，短時間で対応しなければならない救急診療まで網羅した臨床に直結する内容です．わかりやすいシェーマや注釈付き画像がたくさん掲載され，章の配列や解説も体系立っています．そのため，どのような読者にとっても入りやすいことでしょう．私も，閑古鳥，シルエットサイン の説明，主訴をもとに読む，などなど，へえーっと思いながら拝読させていただきました．

画像診断に関して全く白紙の人にも，胸部単純X線写真の読影手順を習得することができるようになる本としてお勧めしたいと思います．

大阪市立大学大学院医学研究科 放射線診断学・IVR学
下野太郎

胸部X線

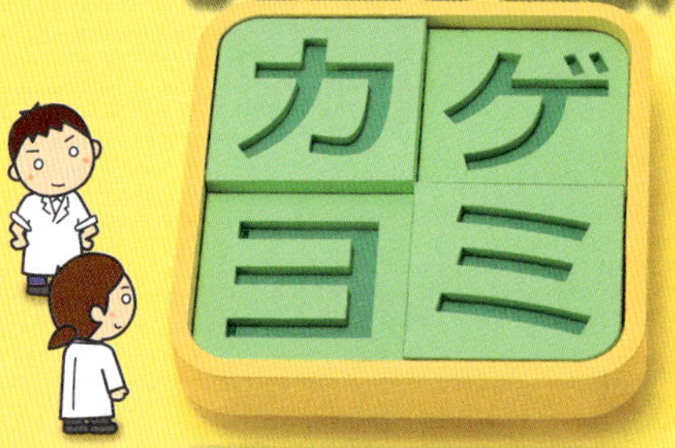
カゲ
ヨミ

目次

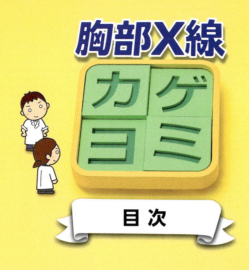

胸部X線

カゲヨミ

「異常陰影なし」と
言い切るために

第1話 肺門編「閑古鳥を探せ！」

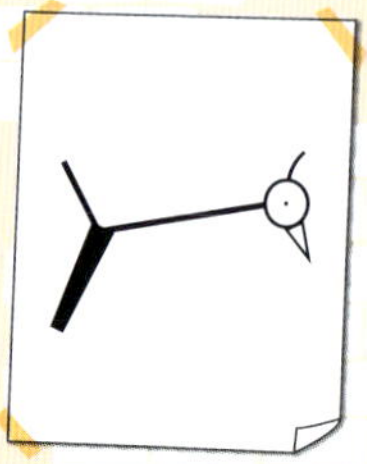

第1話は肺門のお話です．胸部X線写真の読影で一番難しい部分と言っても過言ではありません．なぜ難しいのか？ それは正常像がどのようなものか，解剖を知らないからです．ここでは鳥にたとえて肺門の構造から紐解いていきます．

1 肺門のスケッチができますか？

いつも私が研修医の皆さんに講義するときは，まず胸部X線写真の正面像を肺門部を意識してスケッチしてもらいます．これがしっかり描けないと，解剖と正常像がわかっていないことになります．電子カルテが全盛の今，カルテで研修医の先生が描いたX線写真やCTのスケッチを見ることが激減したのが残念です．もしかしたらこの時代の流れも読影力の向上を妨げているのかもしれません．

研修医の皆さんが描く典型像を図1-1に示します．ある日の講義のランキング1位（図1-1Ⓐ）と2位（図1-1Ⓑ）です．これを見た私が次に聞くのは，「このヒゲのような肺血管陰影は肺動脈（肺門→肺野方向に血液が流れる血管）と肺静脈（肺野→肺門に帰ってくる血管）があるはずだけど，それぞれどっち？」と聞くと，「この血管，つながってないんですか…？」．ここで絶句して自分がわかっていないことに気付く研修医が多いのです．

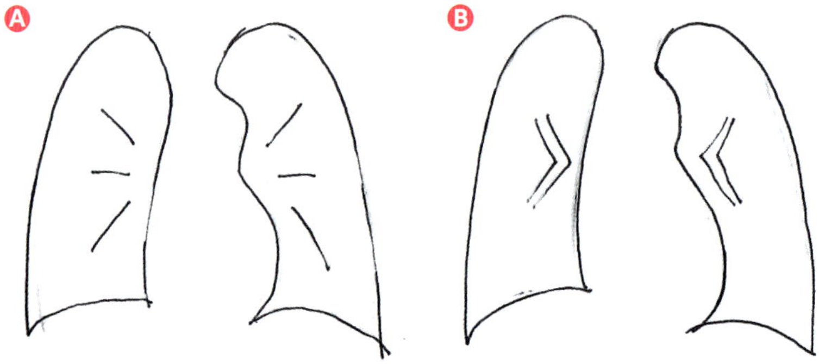
Ⓐ
Ⓑ

図1-1　研修医が描く肺門部を意識した胸部X線のスケッチ
Ⓐ：ランキング1位，Ⓑ：ランキング2位ですが，もちろんどちらもマチガイです．

2 左右の肺門を超シンプルに

細かい血管の枝を省いて，左右の肺門の解剖をシンプルに描くと図1-2のようになります．右肺門に逆（ぎゃく）**「く」**の字があることがわかります．ここで重要な点は，右肺門の逆「く」の字の上の線と下の線は同じ血管が分岐しているのではなく，別々の血管の合成像だということです．具体的には，右肺門部は右上葉から左房に帰ってくる右上肺**静**脈と，右室から右下葉に出て行く右下肺**動**脈とで構成されています．太さを比較すると，下方向に力強く押し出す右下肺動脈の方が太くなっています．ちなみに図1-2は肺静脈を赤，肺動脈を青で描いています．動脈＝赤ではなく，きれいな（酸素化された）血液が流れている血管を赤で図示しています．

今度は左肺門を見てみましょう．左の肺動脈は大動脈弓のようにアーチを形成し，左の主気管支を前から後に乗り越えています．このため陰影としては大動脈弓のように円形に見えます．**左は大動脈といい，肺動脈といい，アーチばかりなのです．**左肺動脈からは，左上葉に行く肺動脈がちょろっと分枝して，下葉に行く肺動脈はアーチの先で先細りしていきます．左は右と異なり，同じ血管（左肺動脈）を見ていることになります．そして「く」の字には見えません．むしろ丸っこい塊に見えます．本来はこれら以外にも多くの血管があるのですが，X線写真では見えにくいので，この際，無視します．X線写真では図1-2の中心部は縦隔の構造物で真っ白になり，肺動脈幹など心臓に近い部分の血管は見えません．肺野に出ているメインの構造の合成像が目立つので上記のように理解しましょう．

ここで重要なのは**左右肺門の高さ**です．右の逆「く」の字の折れ曲がりの部分と左肺門の円（アーチ）の中心の高さ（図1-2●）を比較すると，左の方が1～2 cm高くなります．朝廷でも右大臣よりも左大臣の方が官位が上ですよね．それと同じです（余計わかりにくい

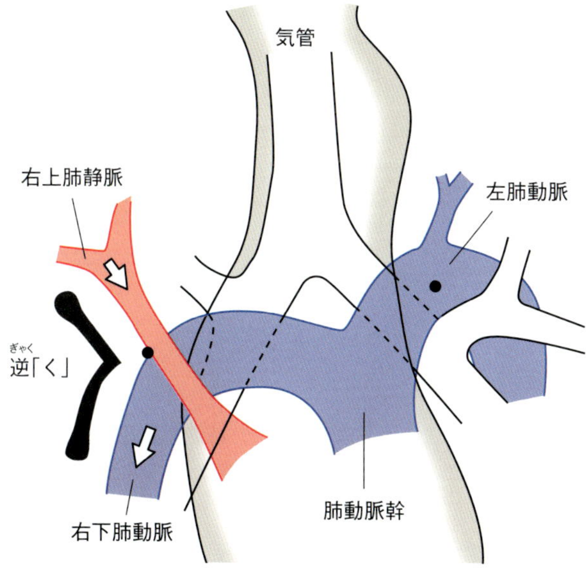

気管
右上肺静脈
左肺動脈
逆「く」
右下肺動脈
肺動脈幹

図1-2 肺門部の解剖をシンプルにした図

右は逆「く」の字ですが，別々の血管で構成されています．左は肺動脈が左主気管支を乗り越えるようにアーチを形成しています．右肺門の逆「く」の字の折れ曲がり部分と，左肺動脈のアーチの中間点に黒丸印（●）をつけています．左右の黒丸印を結ぶと左が高いのがわかります．

か）．私が小学校で一番はじめに習ったことは「左右よく見て横断歩道を渡りましょう」でしたが，この左右も左が先ですよね．そう左の方が格上なのです．**左が上**と覚えましょう！

3 閑古鳥を探せ

図1-2に示した構造物を実際のX線写真上で模式的にあらわしたのが図1-3Ⓑです．何かの形に見えてきましたね．ついに今回のテーマ，閑古鳥の登場です（図1-4）．右上の尻尾は細く，右下の羽は太く，左の頭から出る鶏冠（トサカ）はちょろっと，くちばしも控え目（先細り）に．この上に飛び立つ胴体の傾きは後のち重要な意味をもちますのでお忘れなく．閑古鳥は「頭（ず）が高〜い」のです．ちなみに，本書で言う左右はあくまで患者の左右ですので，お間違いなく．雛飾りの左大臣も向かって右にいますが，お雛様からすると左側な

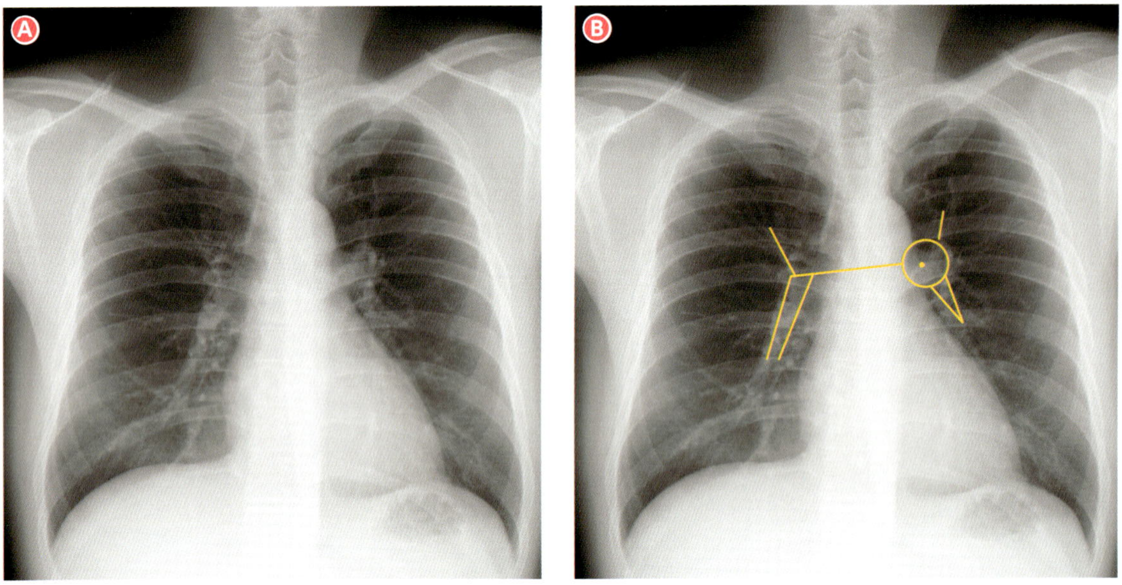

Ⓐ
Ⓑ

図1-3　胸部X線写真上での解剖模式図
Ⓐ：健常成人男性の胸部X線正面像，Ⓑ：Ⓐに模式図を追加．

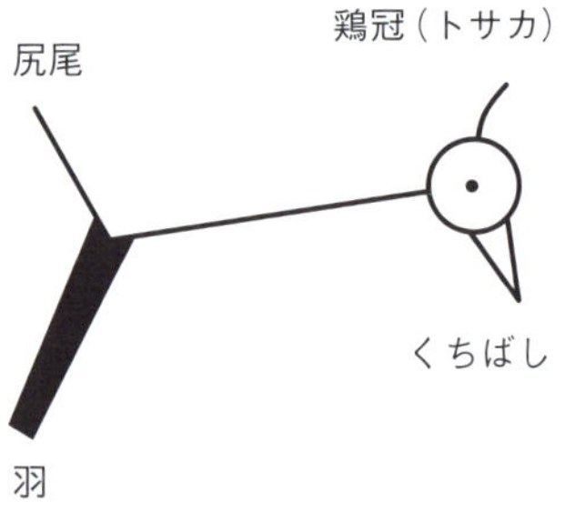

尻尾
鶏冠（トサカ）
くちばし
羽

図1-4　肺門に生息する頭が高い閑古鳥
右下の羽（右下肺動脈）が太く，右上の尻尾（右上肺静脈）は細くなっています．頭は左肺動脈のアーチ，鶏冠とクチバシは左肺動脈の分枝です．この鳥は（患者の）左上を向いて飛んでいます．

のです．別に鳥なら閑古鳥でなくても何でもいいのですが，寂れた感じと響きがいいのでオリジナリティーを出すためにも，まず「閑古鳥を探せ」ということにしておきます．閑古鳥はカッコウの別名って知ってました？ 間違ってもカッコウに鶏冠なんてあったっけ，などとX線写真に関係ない余計なことを考えてはいけません．もちろん鳥の目に相当するものは実際のX線写真では見えません．

4 閑古鳥の異常を考える

a) まずは胴体の向きから

左右の高さが逆転し，右が高く左が低くなった場合，すなわち，鳥の胴体が墜落する方向を向いたときが異常です．この場合は2つのことを考えなくてはいけません．**①右上肺野の含気が低下した場合**（尻尾側が上がる），**②左下肺野の含気が低下した場合**（頭側が下がる）です．左右の肺門の高さ（閑古鳥の胴体）を図1-5のようにシーソーに例えると，正常は左が高く，右が低い状態です．この高さが逆転するためには，①右が上がるか，②左が下がるかしかないのです．

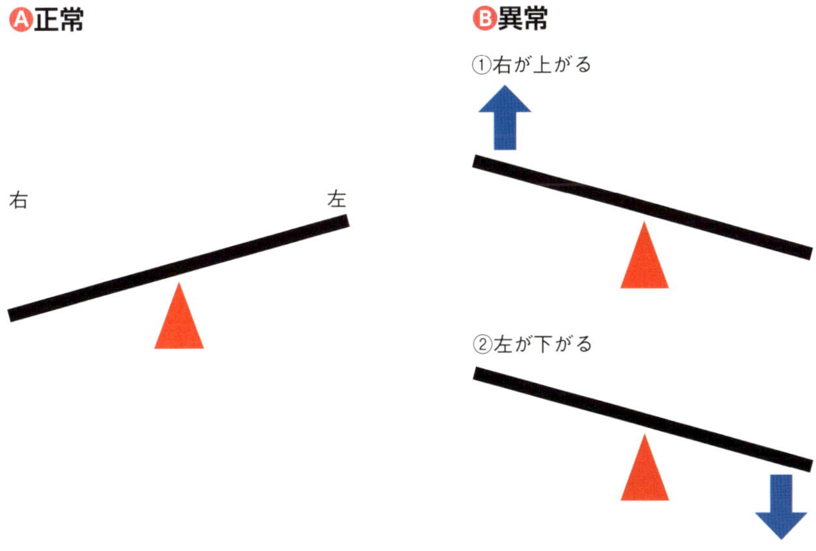

A正常
右
左
B異常
①右が上がる
②左が下がる

図1-5　肺門の高さの異常はこう起こる
シーソーのバランスを変えるには，①右が上がるか，②左が下がるかの2通りがあります．

図1-6Ⓐを見てください．まずは右肺門の尻尾の逆「く」の字の折れ曲がりの部分を同定し，左肺門の頭の中心と線で結びます．すると図1-6Ⓑのような閑古鳥が見えてきます．左右の高さがおかしいですよね．閑古鳥の胴体の向きが墜落方向になってしまいました．右の方が高くなってしまったときには，先ほどの①か②かを考えます．右上肺野と左下肺野を見比べると，右上肺野に何か異常がありそうです．こちらは右上葉が慢性的に収縮し，含気が低下した症例でした（図1-6Ⓒ）．

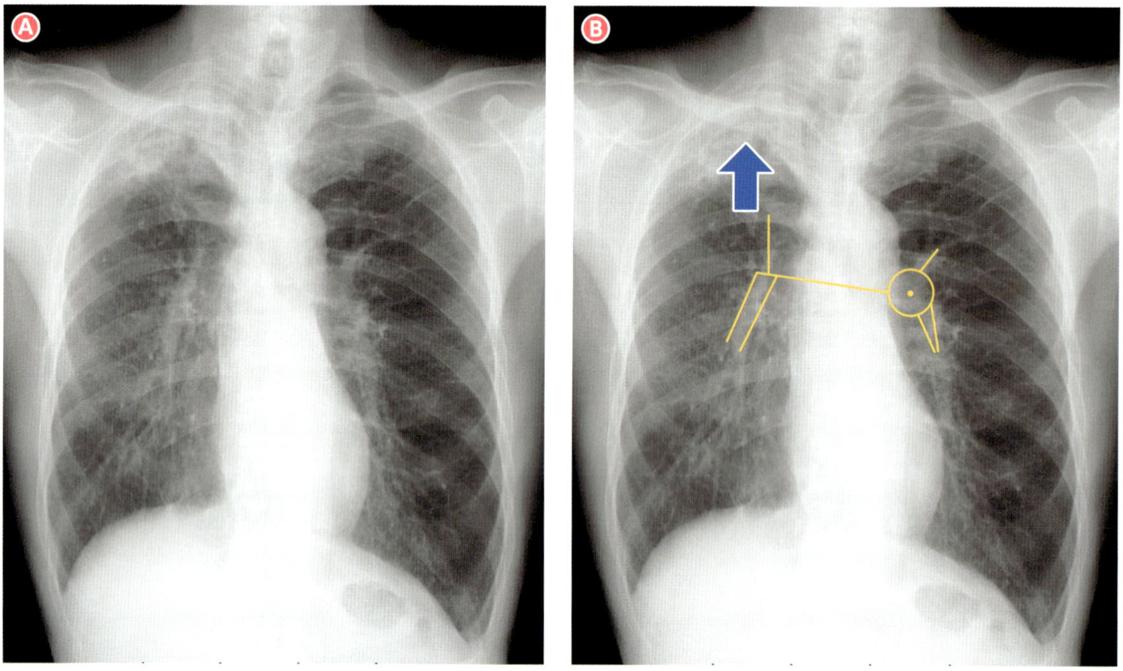

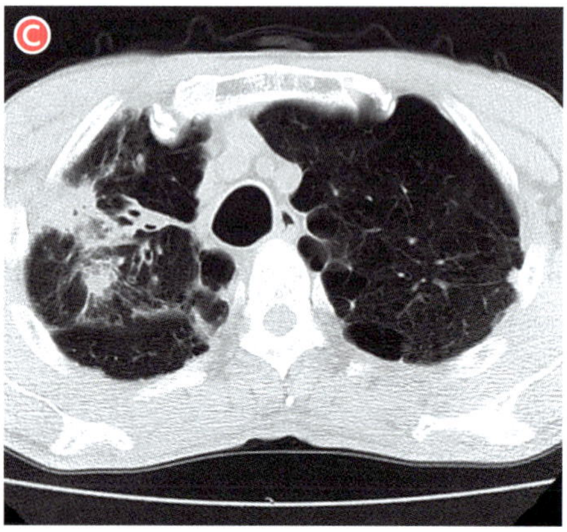

図1-6　肺門の高さの異常①（右が上方に偏位）

Ⓐ：胸部X線正面像，Ⓑ：閑古鳥を加えたⒶ，Ⓒ：CT．
右上葉が慢性的に収縮し，含気が低下しています．その結果，右肺門が上方に偏位し（Ⓑ➡），閑古鳥が墜落方向を向いてしまっています．

図1-7Ⓐはいかがでしょうか．一見すると右上肺野に索状影があるようにしか見えませんが，閑古鳥を意識すると右の肺門構造が上方縦隔側に偏位しているのがわかります．図1-7Ⓑのように閑古鳥が見えましたか？ こちらは慢性的に右上葉の含気が低下して無気肺になった症例でした（図1-7Ⓒ）．

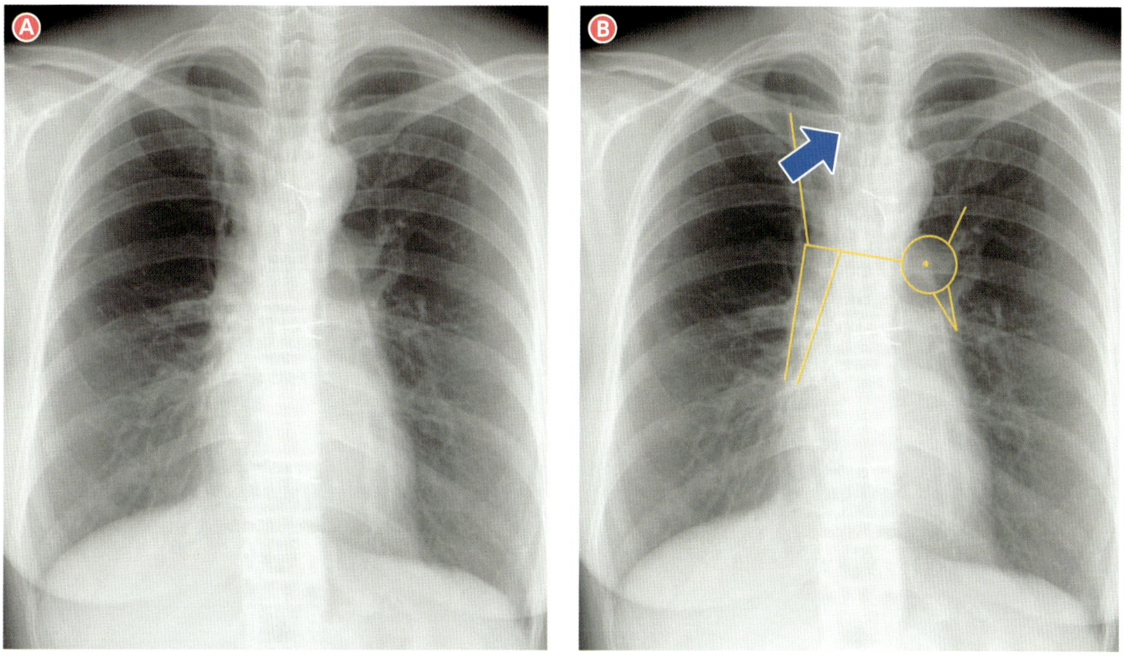
A
B

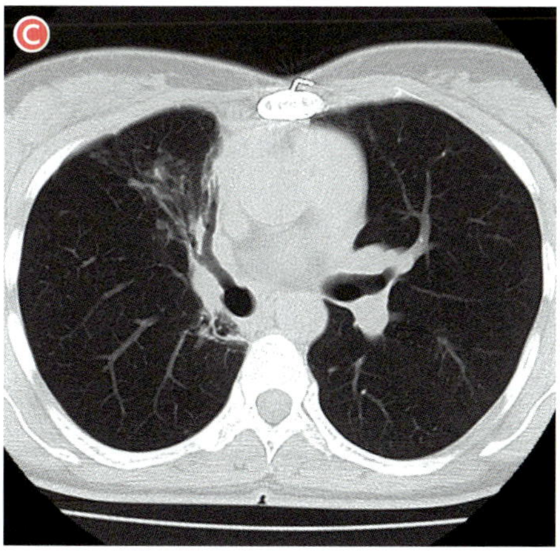
C

図1-7　肺門の高さの異常②（右が上方に偏位）

Ⓐ：胸部X線正面像，Ⓑ：閑古鳥を加えたⒶ，Ⓒ：CT.
一見すると右上肺野に索状影があるようにしか見えませんが，閑古鳥を意識すると右の肺門構造が上方縦隔側に偏位（Ⓑ➡）しているのがわかります．慢性的に右上葉の含気が低下している症例です．

図1-8 Aを見てください．何となく右肺が汚いなぁ，というのは無視してください．右肺門の下の羽が拡大しています．また，頭も墜落方向に向いています．今度は②のパターンで左下葉無気肺（図1-8 C）により左の肺門構造が下方に偏位している症例です．

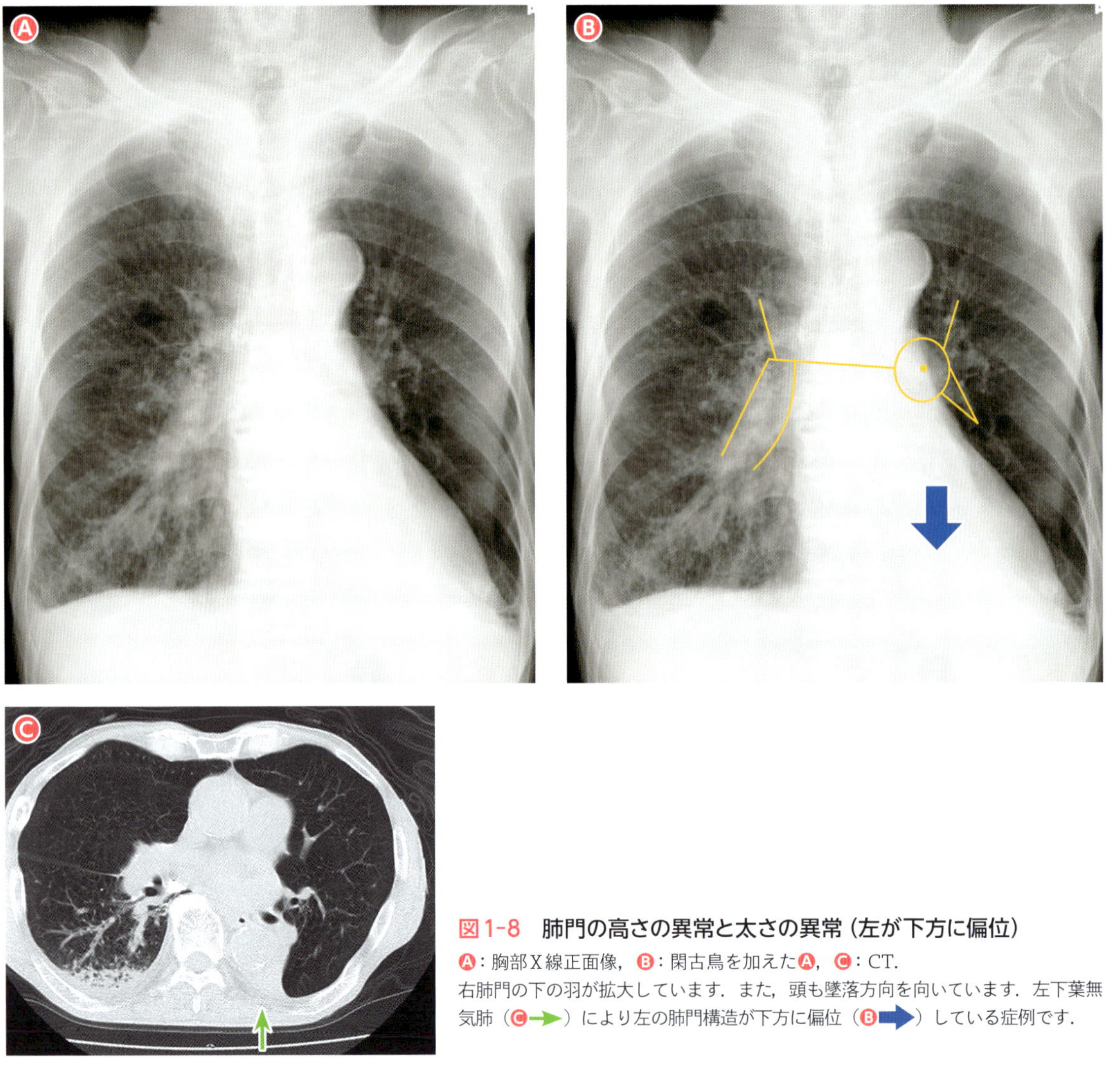

A
B
C

図1-8　肺門の高さの異常と太さの異常（左が下方に偏位）

A：胸部X線正面像，B：関古鳥を加えたA，C：CT．
右肺門の下の羽が拡大しています．また，頭も墜落方向を向いています．左下葉無気肺（C→）により左の肺門構造が下方に偏位（B➡）している症例です．

b) 閑古鳥のパーツの太さがおかしい場合

図1-9Ⓐは一見，正常なX線像に見えますが，閑古鳥の各パーツを同定していくと右上に余分な塊があることがわかります（図1-9Ⓑ→）．**閑古鳥の上の尻尾の太さはほぼ一本の線なのです．**この症例はCTで肺門前方に結節を認め，肺癌と診断されました．

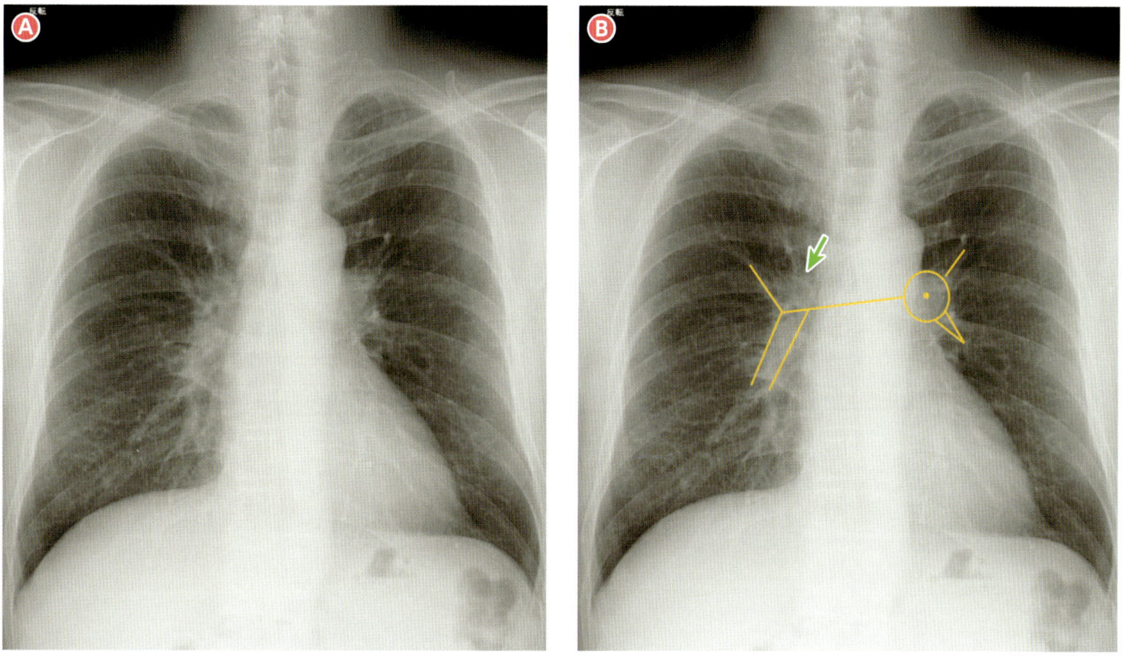
Ⓐ
Ⓑ

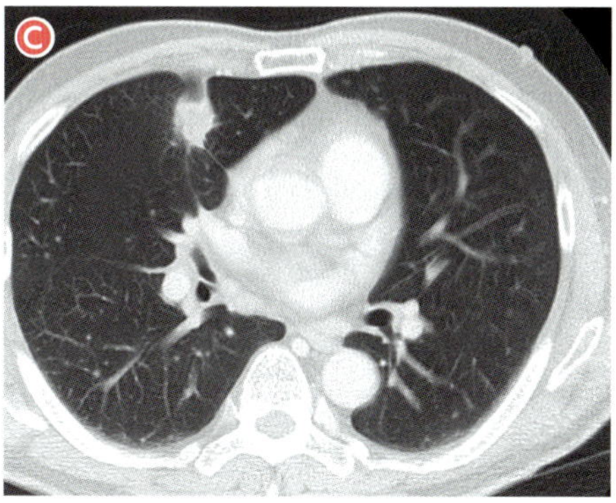
Ⓒ

図1-9　パーツの太さがおかしい①（上の尻尾）
Ⓐ：胸部X線正面像，Ⓑ：閑古鳥を加えたⒶ，Ⓒ：CT.
一見，正常なX線に見えますが，閑古鳥の各パーツを同定していくと右上に余分な塊があることがわかります（Ⓑ→）．CTで肺門前方に結節を認め，肺癌と診断されました．

図1-10Ⓐも図1-9Ⓐと似ている症例ですが，もうわかりますよね．図1-9Ⓑのように考えてもいいですし，右肺の逆「く」の字の折り返し部がもう少し上と考えると，今度は肺門の高さが右の方が高くなるので，いずれにせよ異常に気付くことができます．この症例も肺癌（図1-10Ⓒ）でした．

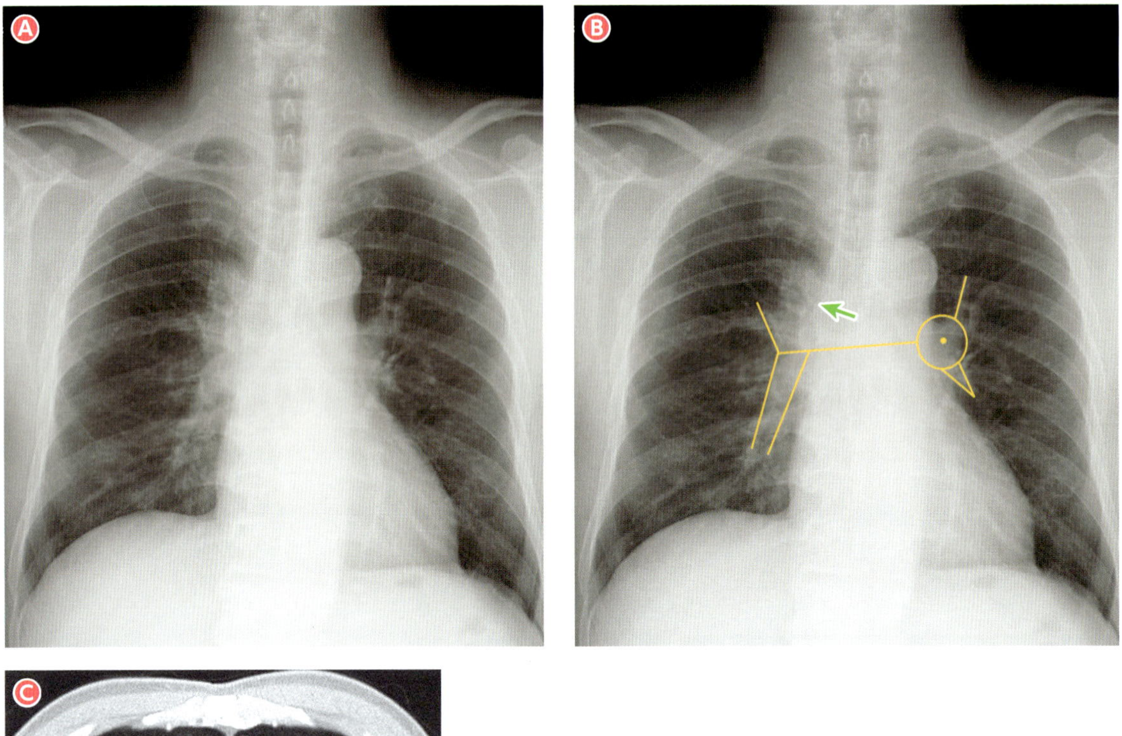

A
B

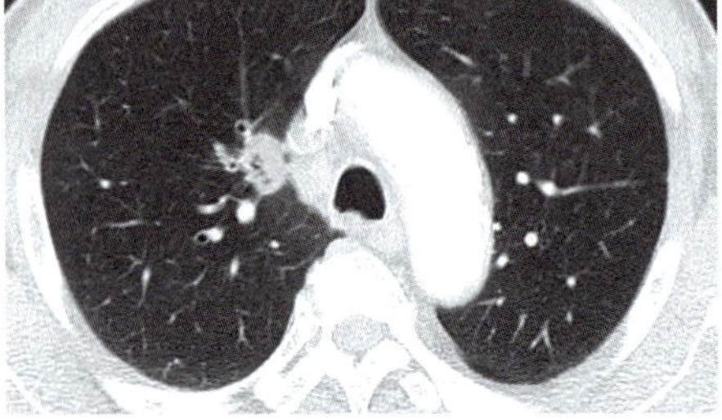

C

図1-10　パーツの太さがおかしい②（上の尻尾）

Ⓐ：胸部X線正面像，Ⓑ：閑古鳥を加えたⒶ，Ⓒ：CT.
余分な塊（Ⓑ➡）があり図1-9と似ている症例ですが，もうわかりますよね．肺癌症例です．

最後に図1-11Ⓐを見てみましょう．今までのように閑古鳥を考えると…右上の尻尾（そもそも鳥に尻尾があるのかというツッコミは今更無用です）が，明らかに太いのがわかります．本来，右上の尻尾はほぼ線にしか見えませんから，どう見ても尻尾部分の陰影はおかしいと気付けます．しかしこの症例のポイントは，右肺門部の陰影がなかったとしたら左肺門部の異常に気付けるかどうかです．左の主気管支を乗り越える部分の閑古鳥の頭を同定すると，その上にもう1つ余分な頭があることがわかります（図1-11Ⓑ➡）．表現のしかたは「もう1個頭がある」でも，「鶏冠が太い」でも構いません．CTで見ると，余分な頭の正体は左肺門部のリンパ節でした（図1-11Ⓒ➡）．右肺は肺癌のmassとその末梢の無気肺を見ています（図1-11Ⓒ➡）．

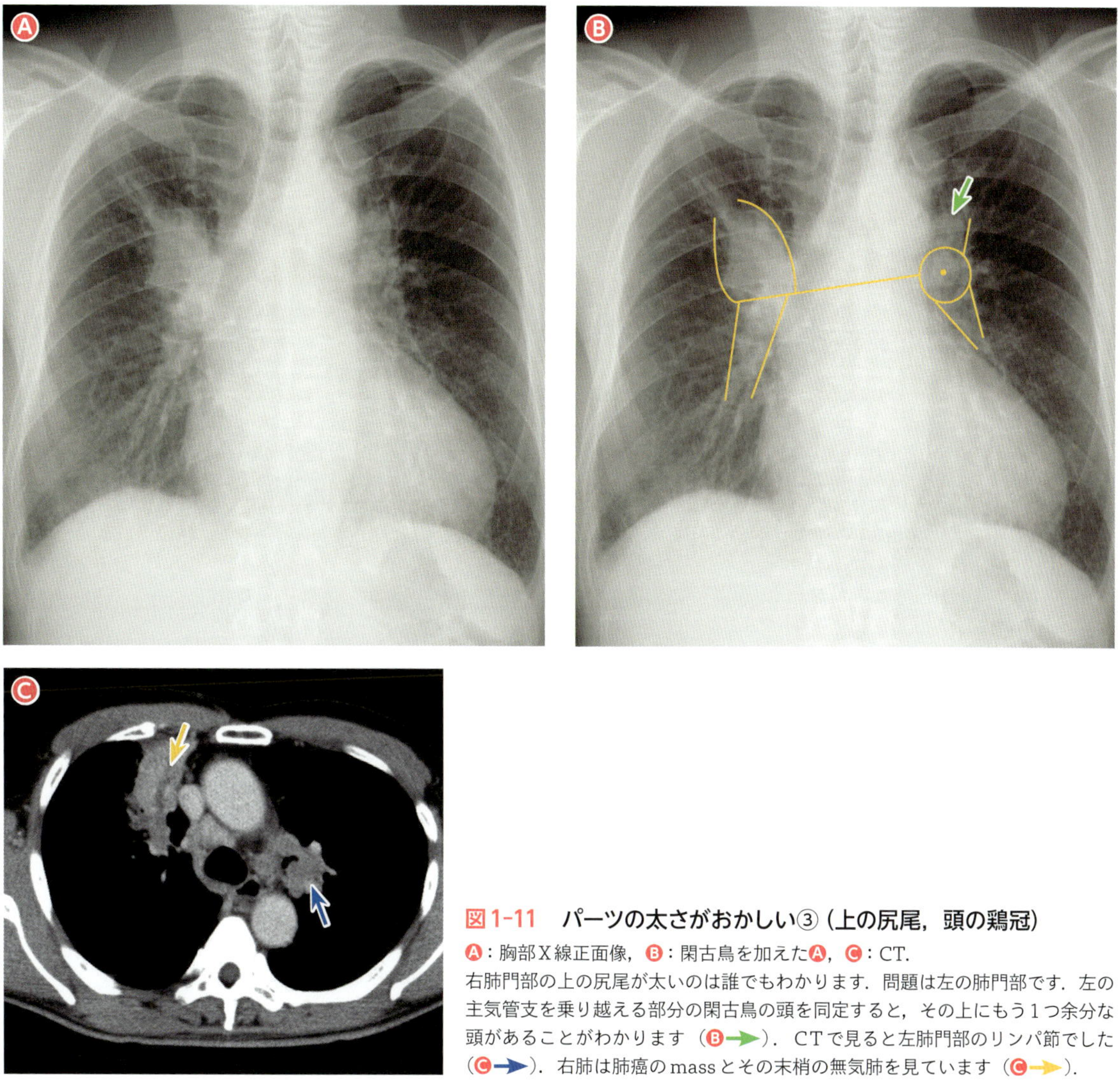
A
B
C

図1-11　パーツの太さがおかしい③（上の尻尾，頭の鶏冠）
Ⓐ：胸部X線正面像，Ⓑ：閑古鳥を加えたⒶ，Ⓒ：CT．
右肺門部の上の尻尾が太いのは誰でもわかります．問題は左の肺門部です．左の主気管支を乗り越える部分の閑古鳥の頭を同定すると，その上にもう1つ余分な頭があることがわかります（Ⓑ➡）．CTで見ると左肺門部のリンパ節でした（Ⓒ➡）．右肺は肺癌のmassとその末梢の無気肺を見ています（Ⓒ➡）．

肺癌症例が多かったですが，これらのX線写真から肺癌を診断する必要はありません．肺門部に異常があることにさえ気付けば，CTで精査するなり，専門医に相談するなり，追加のアプローチができます．ところが皆さんが肺門部の異常に気付かないと，肺癌を見逃すことになります．ちなみに**右下の羽（右下肺動脈）の太さはだいたい背側の肋骨と同じくらいの太さ**と考えておきましょう．そうすると右下肺動脈の右側に写っている肋骨と太さを比べやすいです．

各話の最後は，怒涛のまとめと私の拙い一首（もしくは一句）で締めさせていただきます．

まとめ

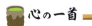

- 右肺門の逆「く」の字は右上肺静脈と右下肺動脈（異なる血管）で構成されている！
- 右肺門の逆「く」の字の上は細く，下は太い（背側の肋骨と同じぐらい）．この太さに気をつけろ！
- 左肺門の丸は左肺動脈，「く」の字ではない！
- 左右結ぶと左の方が上，閑古鳥は頭が高い！
- 高さが右＞左になるのは右上葉か左下葉の含気低下！

心の一首

肺門部 必ず探せ 閑古鳥 知らぬと怖い 高さと太さ

参考文献

1）「Chest Roentgenology」（Felson B），Saunders，1973

2）Ajlan AM et al. "VVOI"：a swift hand motion in detecting atelectasis on frontal chest radiographs．Can Assoc Radiol J，62：146–150，2011

3）「Felson's Principles of Chest Roentgenology，A Programed Text, 4th edition」（Goodman LR），Elsevier，2014

4）「胸部X線診断に自信がつく本」（群 義明/著），カイ書林，2010

5）「胸部レントゲンを読みたいあなたへ」（滝澤 始/著），文光堂，2011

第2話

傍気管線「右だけですよ」

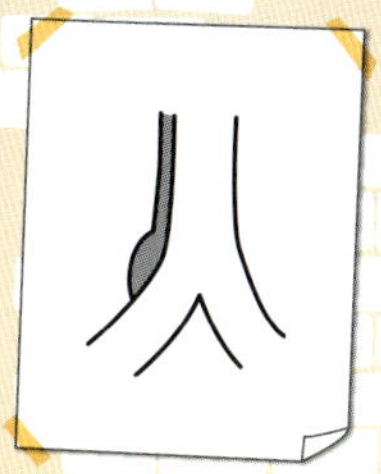

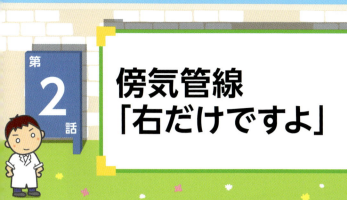

第2話は「傍気管線」に着目してみます．英語で格好よく言うとparatracheal lineです．para-とは「〜の近く，そば」，trachealとは「気管の」という意味です．今までの経験上，研修医の先生でこの言葉を知っている人はかなり少なく，ここに着目して胸部X線写真を読影している人は皆無と言っていいです．しかし見逃すと怖い場所なので今回学んでいきたいと思います．

1 傍気管線ってどこにあるの？

傍気管線が実際のX線写真でどこにあるかを図2-1に示します．lineというものの，「線」よりももう少し太いイメージです．lineではなく，paratracheal stripeと書いてある成書もあります．傍気管線は白黒で言うと**白い線**です．胸部X線で何らかの線が見えるためには，境界部分に白黒の差がないといけません．第7話のシルエットサインで詳しく述べますが，隣り合う構造物が白白や黒黒だとその間にはX線上で線は生まれません．隣り合うものが白黒，黒白だと線が見えます．当然X線やCTで言うと，黒＝空気・肺，白＝密度のある構造物・臓器です．傍気管線と言いながら，（患者の）右側にしかない理由がわかりますか？それを理解するためには，解剖の知識が必要です．

2 解剖から理解しよう

図2-2は図2-1の—の部分でスライスした正常CT像です．傍気管線は，右側の気管壁を見ていることがわかります．（患者の）右から右肺・右気管壁・気管内腔が並んでおり，これらが黒・白・黒と並び，白いstripeを構成しています．一方，気管壁の左側を見てみましょう（しつこいようですが患者の左ですよ）．気管内腔・左気管壁・縦隔（大動脈弓）と並んでおり，色で言うと黒・白・白となります．この白と白の間には線が生じませんので，左側には傍気管線はありません（見えません）．ということで，傍気管線と言われたら，何も書いてなくても「右の」傍気管線と考えなければなりません．正常の傍気管線の厚さは？と言われると，正常の気管壁の厚さですから，**4 mm以内**になります[1,2]．それ以上に分厚

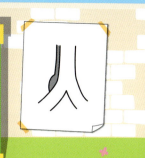

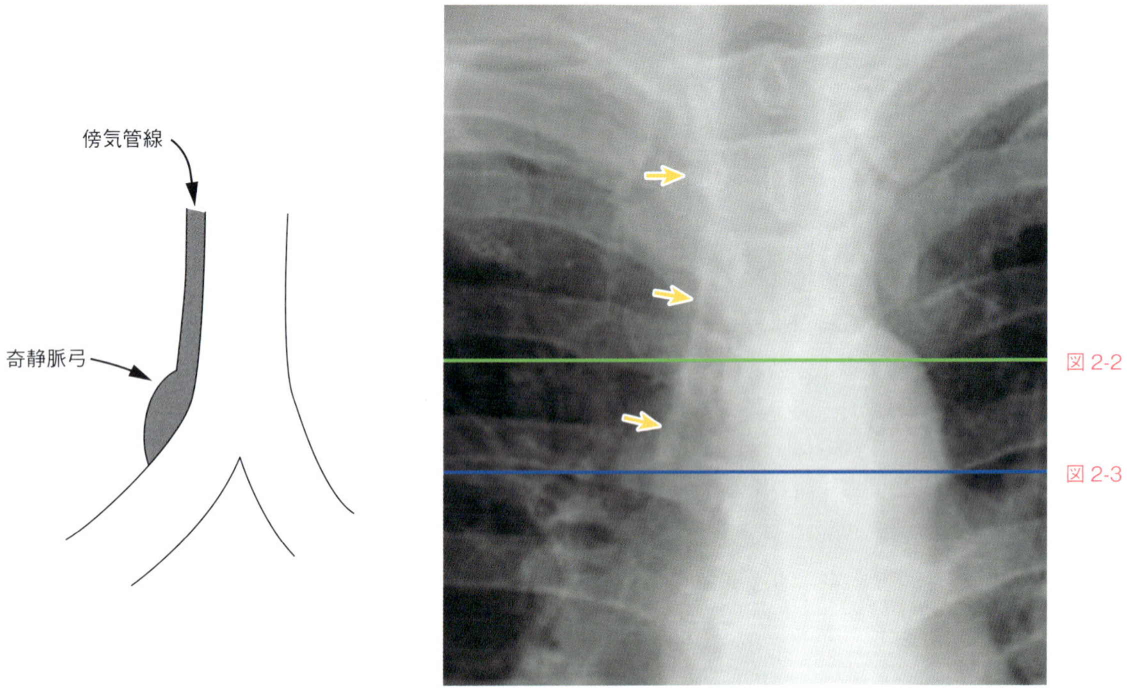

傍気管線
奇静脈弓
図 2-2
図 2-3

図 2-1　傍気管線と奇静脈弓の見え方

X線写真の気管から右主気管支の右縁に1本の白い線（帯）が見えます（➡）．奇静脈弓はイラストのように膨らんでいない場合も多いです（1番下の➡のあたりが奇静脈弓です）．

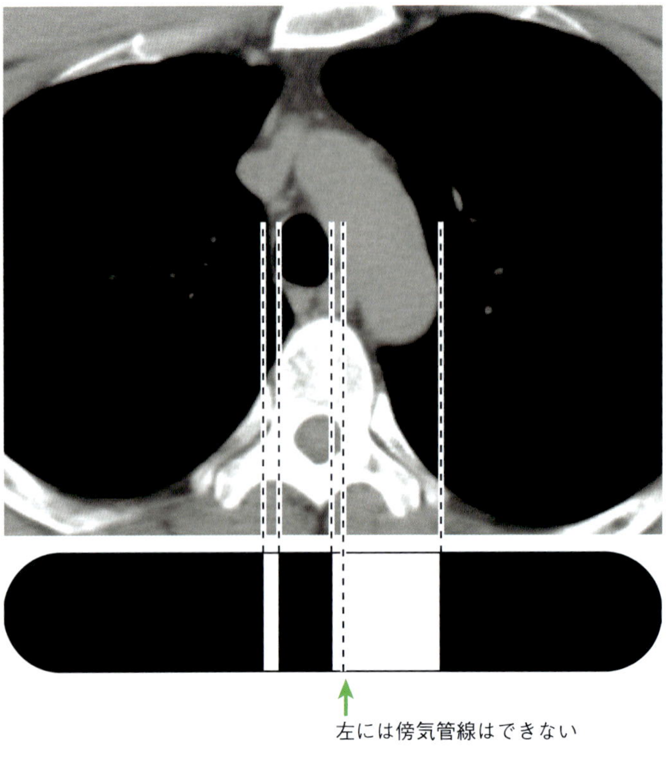

左には傍気管線はできない

図 2-2　傍気管線ができる理由

図 2-1の━の高さでスライスした正常CT像です．下の図は胸部X線正面像での見え方のシェーマです．気管の右側の壁が正面から見て傍気管線を形成しているのがわかります．左側は肺ではなく，縦隔の構造物が接するので，この線はできません．

い気管壁はありませんよね．この部分が5 mm以上に分厚くなっていると何かしら異常があると言えそうです[3]．

3 奇静脈弓

傍気管線を下方に追っていくと，右主気管支の分岐部付近で少しぷっくり厚くなっています〔図2-1（1番下の→）〕．この部分に相当する構造物をCTで確認してみましょう（図2-3→）．気管の右側をオタマジャクシが巻きついているように見えます．造影されているので血管であることはわかりますが，この血管の名称が言えますか？ 解剖のシェーマで確認してみましょう（図2-4）．各肋間静脈から戻ってくる血流が合流した奇静脈であることがわかります．奇静脈は動脈と伴走しない数少ない静脈なのでした．ちなみにCTで見えるオタマジャクシの頭は上大静脈（SVC，図2-3→）です．奇静脈は右気管支を後ろから上，そして前に乗り越えるようにアーチを形成し，SVCに合流します．傍気管線の下部はこの奇静脈のアーチ，すなわち奇静脈弓を見ているので，右肺・奇静脈弓・気管支壁・気管内腔と黒・白・白・黒となり，傍気管線としては少し厚く見えます．奇静脈弓は立位でうっ血していなければぷっくりせず，線にしか見えないことも多いです．うっ血時だけでなく，息こらえをしたり，臥位で撮影すると厚く見えます．健常人では，立位で厚さ**1 cm以内**と言われています[4]．

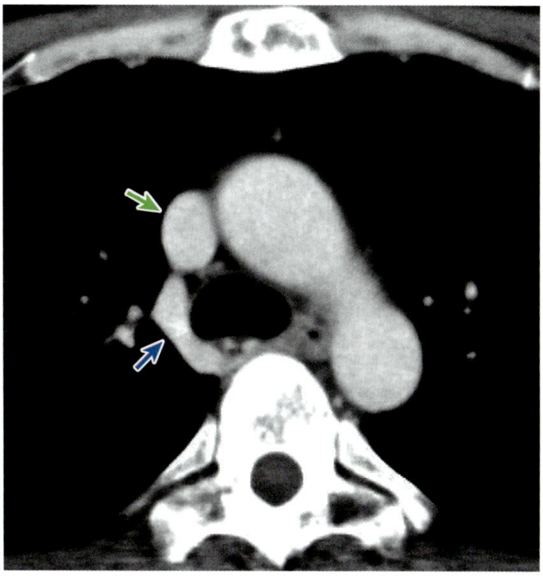

図2-3　奇静脈弓ができる理由

このCT像は右主気管支直上のスライスです（図2-1―）．奇静脈（→）が背側から上大静脈（SVC→）に合流するのがわかります．

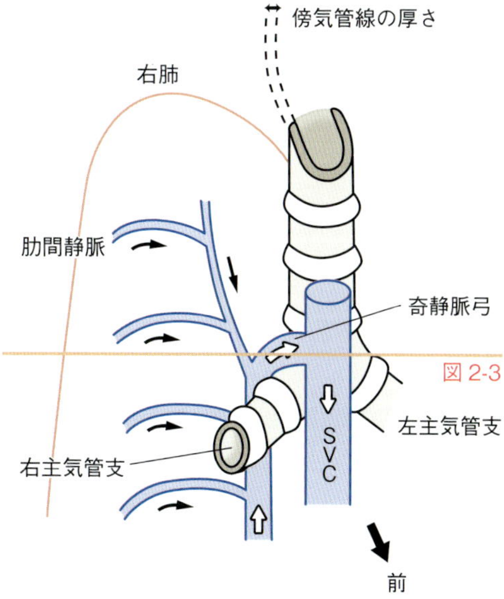
傍気管線の厚さ
右肺
肋間静脈
奇静脈弓
図2-3
左主気管支
右主気管支
SVC
前

図2-4　右主気管支周辺の解剖

奇静脈が肋骨から血流を集めながら右主気管支を後ろから上，前へとアーチを形成し，SVCに合流する模式図です．

4 実際の症例でどう見えるか

それでは図2-5Ⓐを見てみましょう．これはものすごくわかりやすい例です．逆に言うと決して見逃してはいけないということです．今回は傍気管線にだけ着目してみましょう．図2-5Ⓑのように傍気管線が消失し，線ではなく分厚くなっているのがわかります．厚すぎて気管が左側に押されてしまっています（図2-5Ⓒ）．

解剖のところで触れたように，気管の右隣には正常では何も臓器はありません．右肺尖部があるだけです．ここに異常な影が出てくるときは，正常時にはないものができていることになります．多くはリンパ節です．癌の転移や悪性リンパ腫，サルコイドーシスなどです．本書のコンセプトは病名を当てることではなく，異常陰影を見逃さないことですから，ここでは傍気管線が厚くなっていることがわかれば十分です．重要なのはそこを見ることなのです．**X線の異常陰影の多くは見えていないのではなく，見ていないのです．**

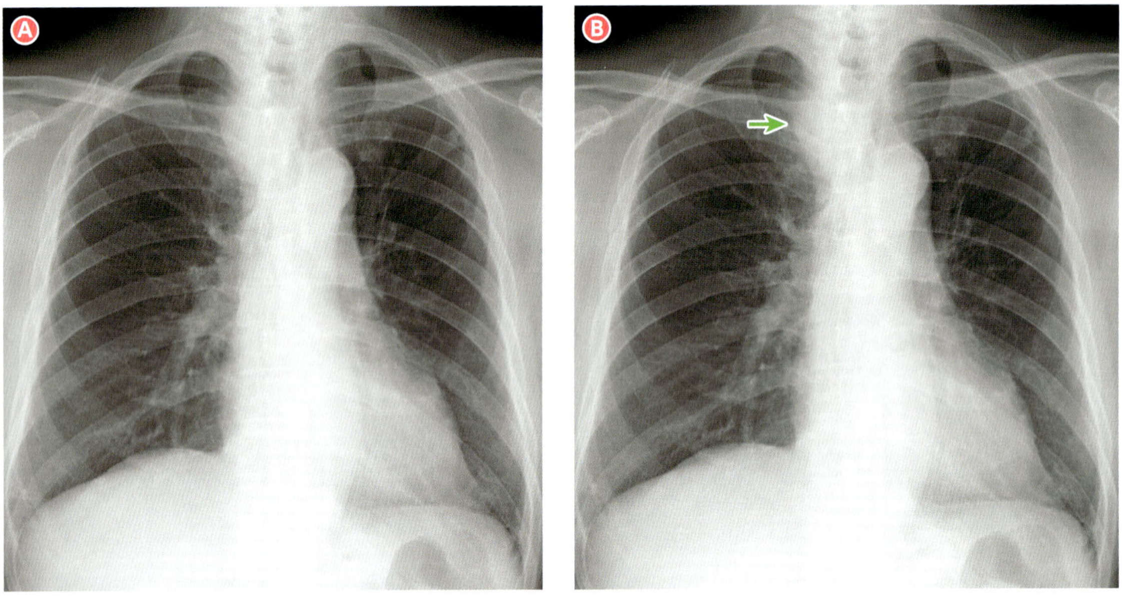

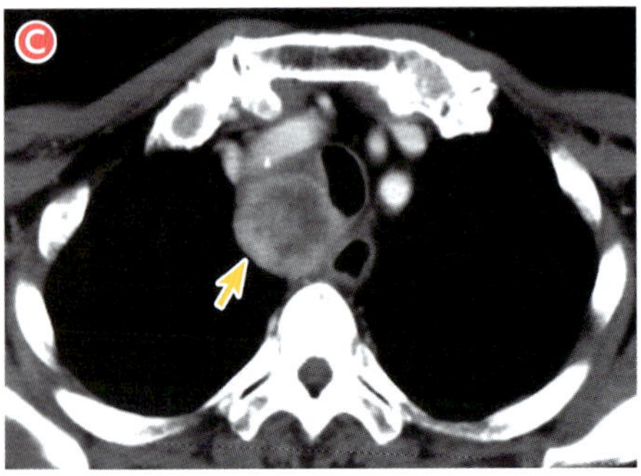

図2-5　傍気管線が分厚くなった症例

ⒶⒷ：胸部X線正面像．Ⓒ：CT像．
傍気管線が消失し，分厚くなっています（Ⓑ→）．気管も左側に圧排され，狭窄しています．CTではリンパ節が気管右縁に接しているのがわかります（Ⓒ→）．

今度は図2-6Ⓐを見てみましょう．両側肺門が目立ちます．第1話で解説した閑古鳥の上の尻尾と下の羽が太く，頭が大きいですね．今回，そこは置いておいて，奇静脈弓を見てみましょう．1 cmぐらいに分厚くなっています（図2-6Ⓑ→）．その上の傍気管線（図2-6Ⓑ→）は薄く見えています．CT（図2-6Ⓒ）を見てみると，奇静脈弓の上部にリンパ節があることがわかります（図2-6Ⓒ→）．こちらは両側肺門部のリンパ節腫脹もあり，サルコイドーシスの症例です．このように奇静脈弓が分厚くなるのは，奇静脈近傍にできたリンパ節が腫大するパターンと，心不全によるうっ血で中心静脈圧が上がり，奇静脈が張る2パターンがあります．

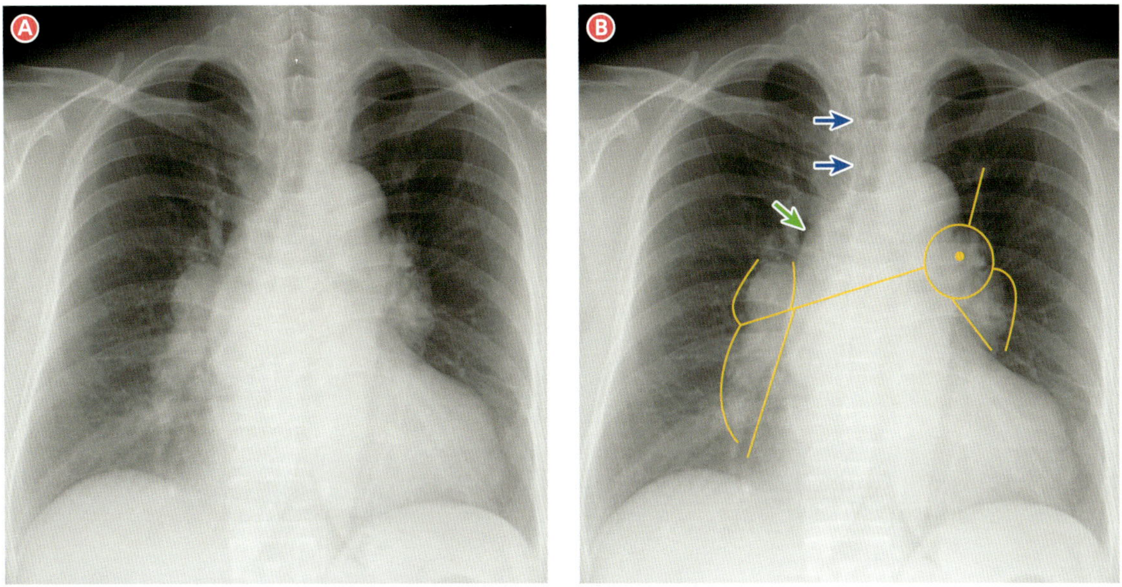
A
B

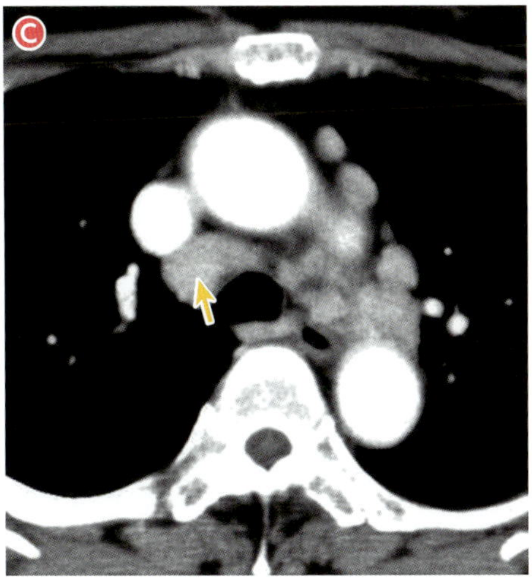
C

図2-6　奇静脈弓が分厚くなった症例

ⒶⒷ：胸部X線正面像．Ⓒ：CT像．
傍気管線は上部は追えるものの（Ⓑ→），奇静脈弓が張って見えます（Ⓑ→）．両側の肺門も腫大して見えます．閑古鳥の上の尻尾とクチバシが目立ちます．CTでは奇静脈の上部のリンパ節（→）が腫大しており，他にも腫大した縦隔リンパ節が多数目立ちます．X線写真で両側肺門部のリンパ節も腫脹しており，サルコイドーシスの症例です．

図2-7 Aはいかがでしょうか？ 一見して右下肺野に陰影があるのがわかりますが，そこは見てはいけません．誰でも見えますから．その陰影がないとしたらどうでしょうか．傍気管線も奇静脈弓も消失し，上縦隔が右に広がっているように厚く見えます．傍気管線があるようにも見えますが，これは椎体右縁（**図2-7 B**→）であり，間違えないようにしましょう．こちらは右下葉の肺癌で，肺門・奇静脈周囲・上縦隔（気管右縁）にリンパ節転移が累々と目立つ症例でした．これからは気管の右側にも注目してみましょう！

ではまとめと最後の一句で第2話を締めたいと思います．

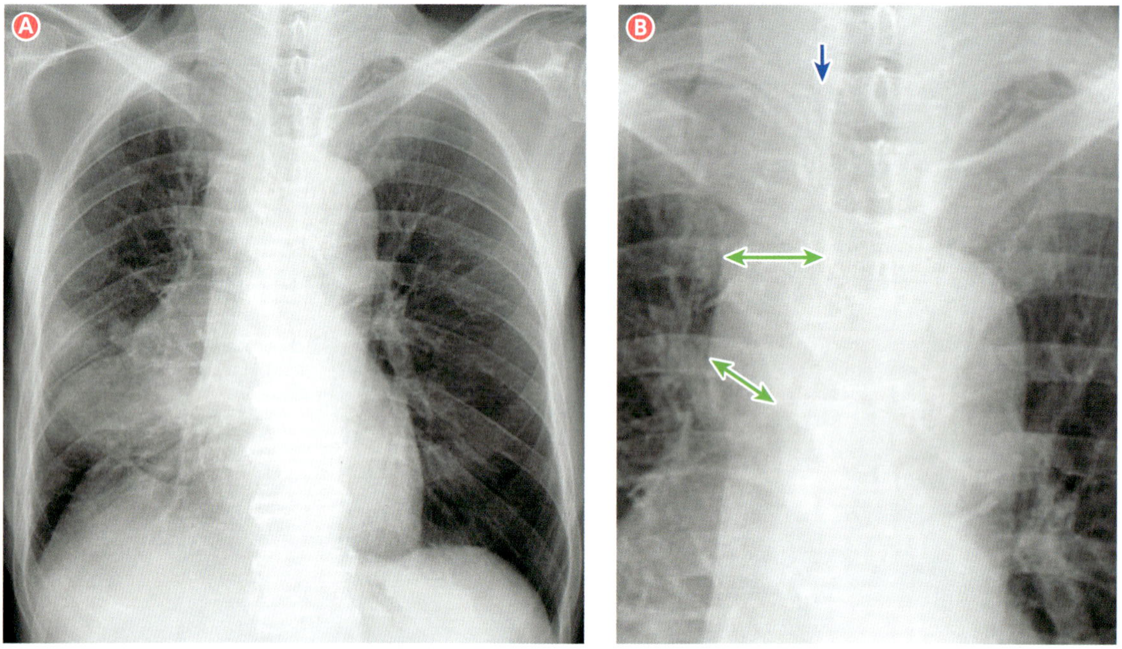
A
B

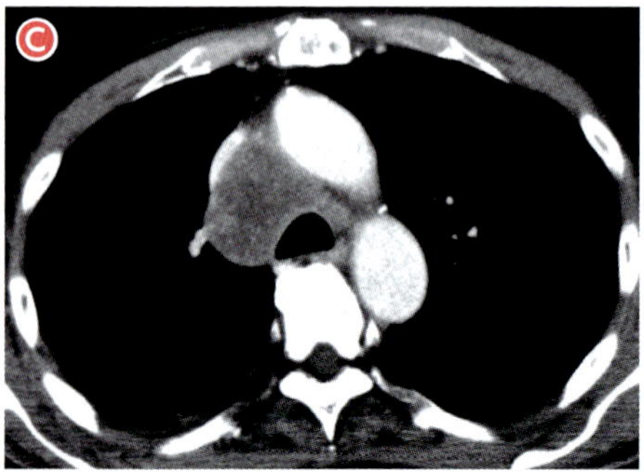
C

図2-7 傍気管線・奇静脈弓が消失した症例

A：胸部X線正面像．B：Aの拡大図．C：CT像．
右下肺野の浸潤影を認めます．傍気管線・奇静脈弓が消失し縦隔が右に張り出しているのがわかります（B↔）．傍気管線のように一見見える白いスジは椎体の右縁なので見間違えないようにしましょう（B→）．肺癌の縦隔リンパ節転移の症例です（C）．

まとめ

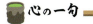

- 傍気管線は右のみ 4 mm以内！
- 傍気管線下部は奇静脈弓 1 cm以内！
- ここが分厚くなるのはリンパ節か静脈系のうっ血！

心の一句

右だけよ　傍気管線と　奇静脈

参考文献

1）「Felson's Principles of Chest Roentgenology, A Programmed Text, 4th edition」(Goodman LR), Elsevier, 2014

2）「The Mediastinum : Radiologic Correlations with Anatomy and Pathology, 2nd edition」(Heitzman ER), Springer, 1988

3）Savoca CJ, et al : The right paratracheal stripe. Radiology, 122 : 295-301, 1977

4）「Chest Roentgenology」(Felson B), Saunders, 1973

第3話

気管分岐部編「バランスボール，モーグルとテントの関係」

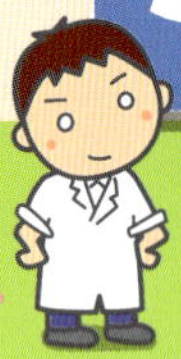

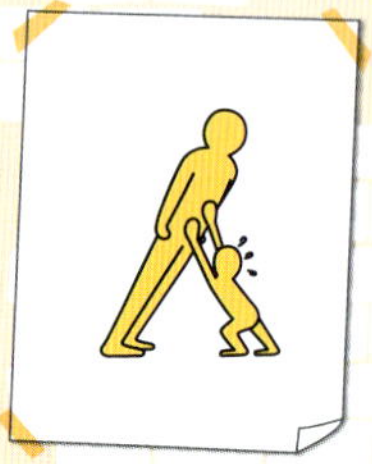

第3話は「気管分岐部」に着目してみます．気管は左右の主気管支に分岐しますが，均等に左右に分かれるわけではありません．「人」という漢字のように，（患者の）右の方がメインストリームで，分岐角が浅く，左は側管のように細く，分岐角が大きくなっています（図3-1）．金八先生は「人という漢字は人が人を支えている」と言いましたが，本当は人間を横から見た象形文字であり，図3-2のような理解ではないようです．しかし，胸部X線写真で気管分岐部の解剖を理解するには図3-2で大丈夫です．右の支えられる人の方が太く大きく，左の支える人の方が華奢（きゃしゃ）なイメージで細く，支える人の汗をかいている頭が左肺動脈だと思ってください．左肺動脈が左主気管支を乗り越えて閉古鳥の頭を形成するというのは第1話の図1-2（p11）で解説しましたね．

この「人」の字をもう少し正確に書くと図3-3のようになります．左右の上葉が分枝するまでの主気管支は，右が短く，左が長いのがわかります．人生も同じで，右のように太く短く生きるか，左のように細く長く生きるか，当然短命なのは前者なのですが，右のようにありたいものです．異物誤嚥しやすいですが．

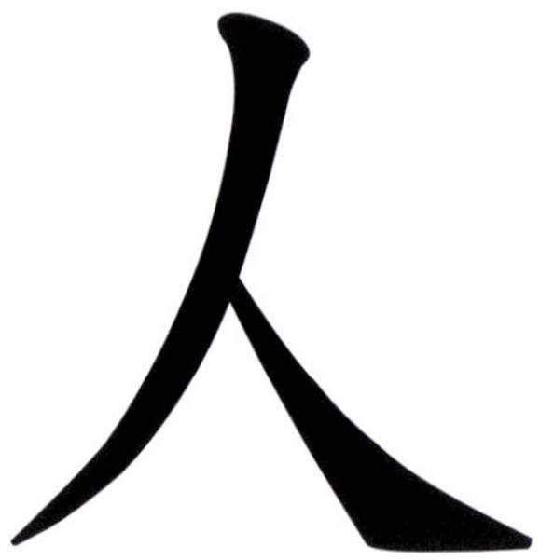

図3-1　気管分岐部のイメージ
漢字の「人」に似ています．

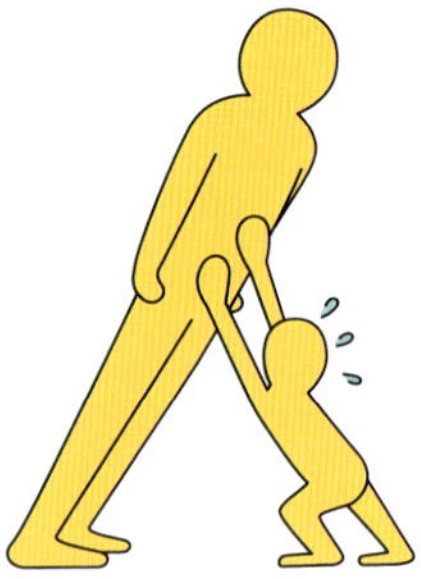

図3-2　「人」という漢字の成り立ち（実はマチガイ）
右の支えられる人の方が太く大きく，左の支える人ほうが華奢（きゃしゃ）で細く，支える人の汗をかいている頭が左肺動脈です．

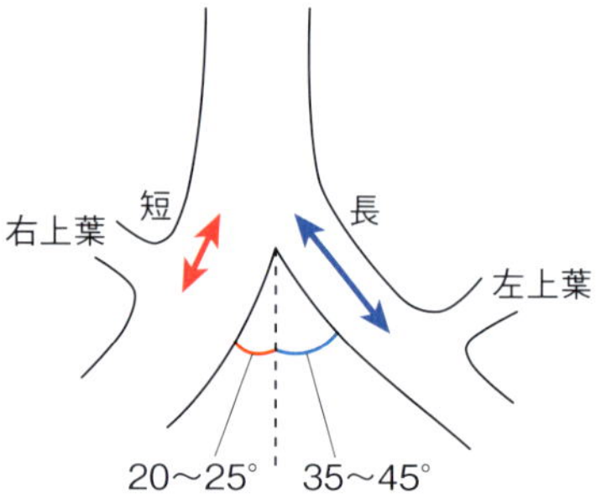
右上葉
短
長
左上葉
20～25°
35～45°

図3-3　気管分岐部の左右差
右の方が太く短く，左は細く長い．少し強調して描いてあります．

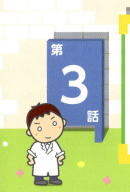

1 気管分岐部の解剖

今回のメインテーマは気管分岐部の下にあります．ここには解剖学的に何があるのでしょうか？ 図3-4の写真で，体幹が気管，右足が右主気管支，左足が左主気管支とすれば，バランスボールは**左房**だと考えましょう．正確な解剖ではないのですが，イメージで大丈夫です．少しお腹が出てきて気管が相対的に太いですが，気にしないでおきましょう．バランスボールが大きくなれば股も広がっていきます．体が硬い私には辛い動きです．よって左房拡大があると気管分岐角も開大します[1]．心拡大で気管分岐角が開大するというよりも，特に左房拡大によるものなのです．ちなみに左房は壁が薄いので肥大ではなく，拡大するものなので言葉をお間違えなく．

2 左房拡大で起こること

左房拡大が起こると，臨床的にはどんな症状が出るでしょうか．左房拡大は急には起こらず，慢性的な変化で起こります．すると心房細動が出やすくなります．心房細動が左房拡大を招くのか，左房拡大の結果として心房細動が起こるのか微妙ですが．

図3-5のような画像を持って研修医が読影の相談に来たとしましょう．気管分岐角が開大

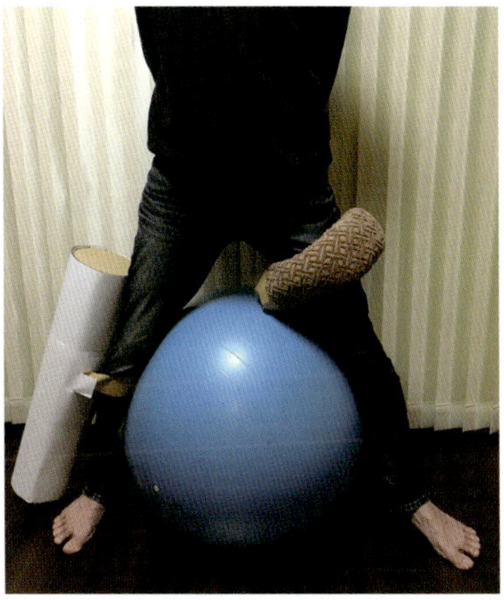

図3-4 気管分岐部の解剖
体幹が気管，右足が右主気管支，左足が左主気管支とすれば，バランスボールは左房に相当します．右足の筒状の段ボールは右下肺動脈，左大腿に巻きつけた丸めたバスタオルは左肺動脈です．

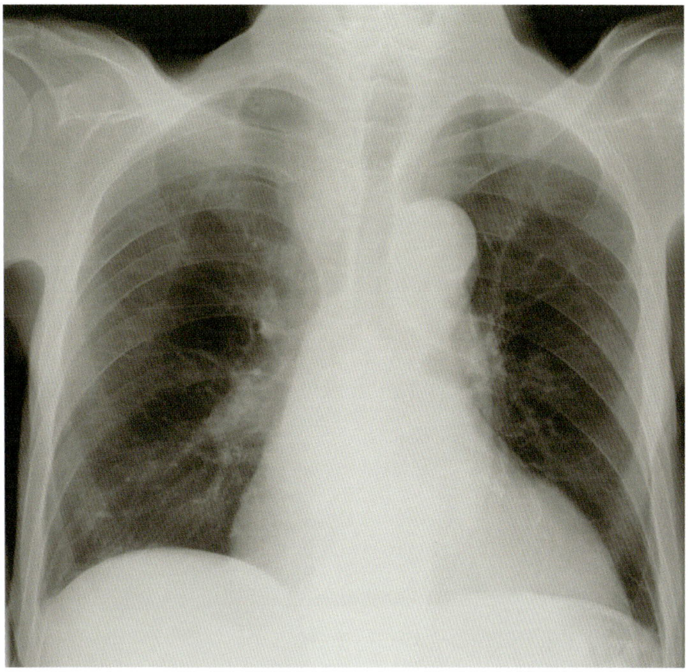

図3-5 心拡大（特に左房拡大）

しており，左房拡大が示唆されます．こんなときに私が言うのは，「この患者さん，抗凝固薬飲んでる？」です．多くの場合「何でわかりました？」と研修医は目を丸くします．先ほどの理論から左房拡大があると心房細動を合併していることが多いので，しっかりフォローされている人ならばワーファリンやDOAC※などの抗凝固薬が処方されているはずです．あまり通院してなさそうな人ならば「心房細動もあるの？」でもいいでしょう．胸部X線1枚で専門医は病態までわかるのか，と研修医との差を見せつける絶好の機会です．

ちなみに，図3-4で右足の筒状の段ボールは右下肺動脈，左大腿に巻きつけた丸めたバスタオルは左肺動脈です．右下肺動脈は右主気管支の横を伴走し，左肺動脈は左主気管支を前から後ろにアーチを形成するのでした．しかも右よりも左の肺門の方が高いのでしたね．

※DOAC：direct oral anticoagulant．以前はNOAC（non-vitamin K antagonist oral anticoagulantとかnovel/new oral anticoagulant）と呼ばれていましたが，新規の経口抗凝固薬は近年DOACに統一されつつあります[2)]．

3 気管分岐角が浅いとき

逆に気管分岐角が浅い（狭い）ときにはどんな病態が考えられるでしょうか．両肺の過膨張が起こると，胸腔内圧が上昇し，縦隔は両側から圧迫されます．その結果，心胸郭比（CTR）の低下，いわゆる滴状心となり気管分岐角の縮小が起こります．よってCOPDなどでは気管分岐角が小さくなります．逆にCOPDで肺野が過膨張しているのにCTRや気管分岐角が普通に見えたら，心拡大を合併している可能性があります．

これらの気管分岐角のイメージをまとめたのが図3-6です．これはモーグルの基本的なエアであるスプレッド・イーグルというエアであり，その名の通り羽を広げた鷲のように見え

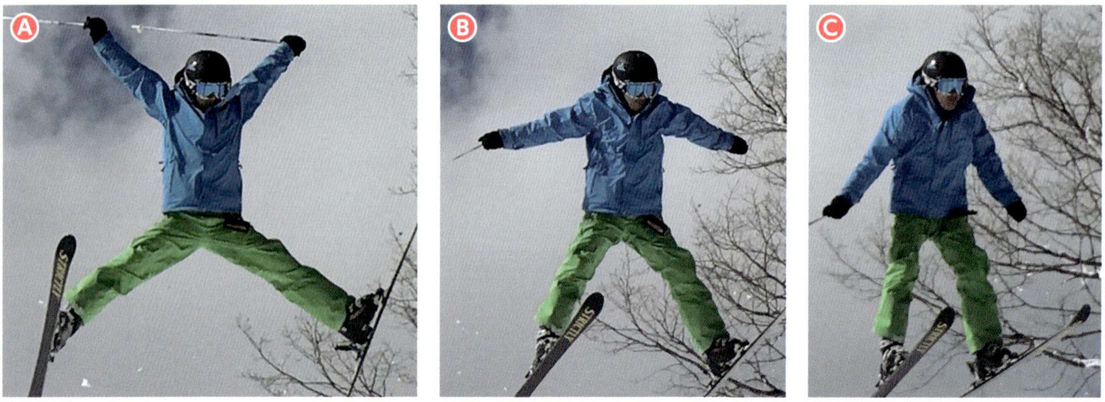
A
B
C

図3-6　気管分岐角のイメージ（モーグルのスプレッド・イーグル）
A：心拡大（特に左房拡大），B：正常，C：狭小化（COPDなど）．
技術指導：鳴海ユーキ氏（鳴海塾）[3)]．

るのでこの名前がついています．気管分岐角を足の開く角度に見立ててみました．図3-6Ⓐ：心拡大（特に左房拡大），図3-6Ⓑ：正常，図3-6Ⓒ：狭小化（COPDなど）という具合です．むろん手の位置は病態に関係ありません．この写真は私自身ですが，私のスキーの師匠である鳴海ユーキ氏[3)]に技術指導いただきました．

4 正常の気管分岐部は尖っている

前述の股の角度だけでなく，気管分岐部の読影にはもう1つ意識しないといけないことがあります．「尖（とが）り具合」です．心電図のテント状T波と同じく，気管分岐部の下縁は内側に凹んでいます．昔のテントは最近のドーム状なものとは違い，1本のポールを軸に建てられていたのです．すると布の重みで内側に垂れ下がりますよね（図3-7）．これと同じように気管分岐部は尖っている（sharp）のです．

そういう目で図3-8Ⓐを見てみましょう．気管分岐角はそれほど開大していないので，一見正常に見えますが，テントのように尖っていません．模式図で見ると，正常なら図3-8Ⓑのように尖っていますが，この症例は図3-8Ⓒのように外側に凸のイメージになっています．昔のテントみたいに見えないのでおかしいですね．図3-8Ⓓを見ると，このような形になった原因は癌の転移したリンパ節であることがわかります．左房拡大では柔らかい左房に気管分岐部が押されるので，テントの形を保ちながら全体的に角度が開いていきます．しかし硬くパワーのあるリンパ節が腫大すると，気管分岐部の硬い気管軟骨を局所的に強く圧迫し，図3-8Ⓒのような変化をきたします．一番はじめに私が外来で図3-8Ⓐを見たときに，気管分岐部のdull具合に違和感を覚え，肺野をよく見たら，右肺の腫瘤影を見つけたのでした．ちなみに気管分岐下の縦隔リンパ節は#7なので，「気管分岐部がsharpではないので，#7の縦隔リンパ節腫大が疑われます」と言うと格好いいでしょう．すべての縦隔リンパ節の番号を覚える余裕のない人は，ラッキーセブンだけ覚えておきましょう．

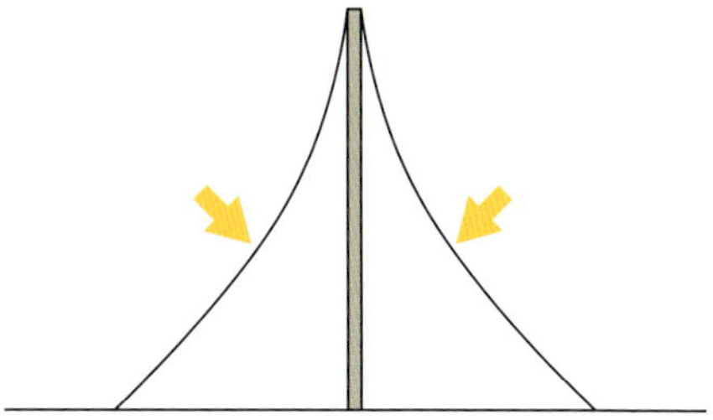

図3-7 昔のテントのイメージ
布は内側に凹んでいます．当たり前ですが，分岐部にも心電図のT波にもポールはありません．

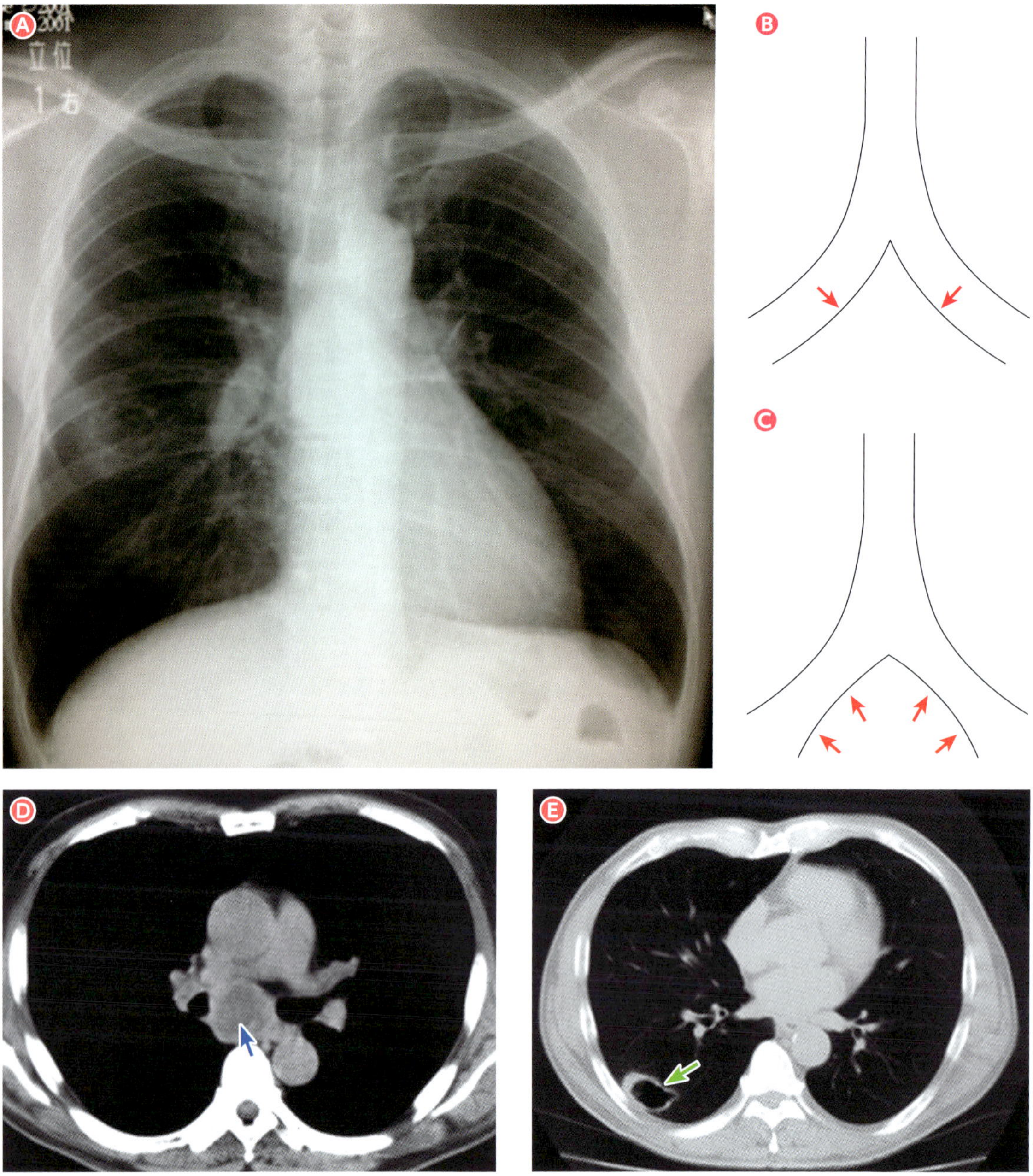
A
立位
B
C
D
E

図3-8　気管分岐部が尖っていない症例

気管分岐角はそれほど開大していませんが，テントのように尖っていません（A）．模式的に描くと気管分岐角が開大してもBのように尖っているのが正常で，Cのように外側に凸の場合は異常です（C→）．CTでは#7の縦隔リンパ節腫大を認め（D→），右下葉に肺癌の原発巣を認めます（E→）．

まとめ

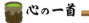

- 気管分岐部の下には左房！
- 左房拡大とリンパ節腫大で気管分岐角開大！
- 正常では気管分岐下は角度にかかわらず昔のテントの形で尖っている！

心の一首

分岐部は バランスボールと スプレッド テントの意識も 忘れずに

参考文献

1）「The Mediastinum：Radiologic Correlations with Anatomy and Pathology，2nd edition」（Heitzman ER），Springer，1988

2）Barnes GD，et al：Recommendation on the nomenclature for oral anticoagulants：communication from the SSC of the ISTH．J Thromb Haemost，13：1154-1156，2015

3）鳴海塾：http://www.improve-system.com（2019年2月閲覧）

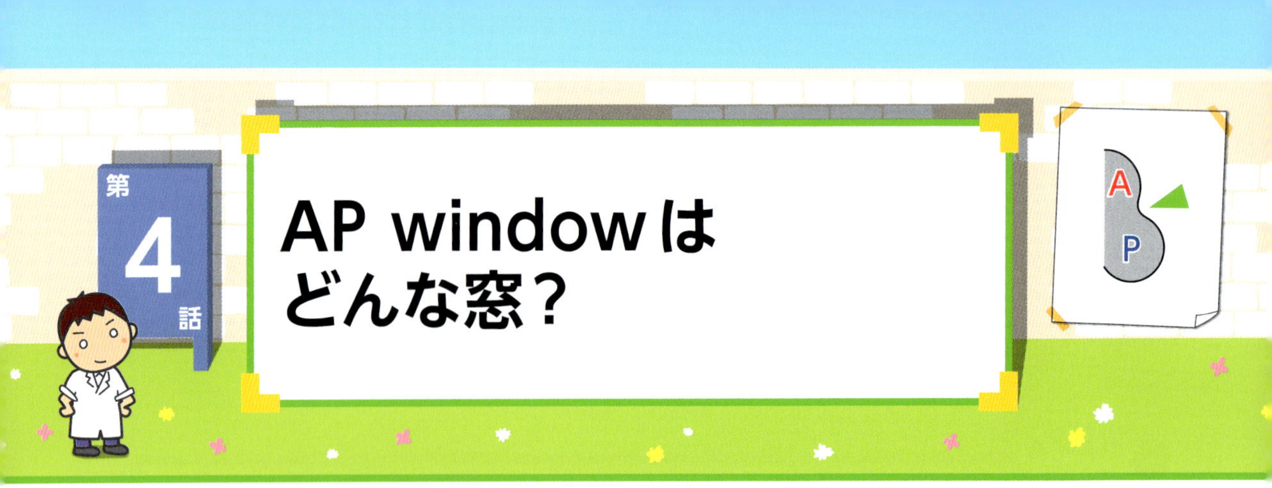
第
4
話

AP windowはどんな窓？

胸部X線写真の世界で窓（window）と言えば“AP window”です．皆さんもこの言葉，1度は聞いたことがあるでしょう．AというのはAorta（大動脈），PというのはPulmonary artery（肺動脈）です．つなげてaortopulmonary window（AP window）と呼ばれます．一般的に窓と言えば図4-1のようなイメージでしょうか？ 今回はそんな間違ったイメージを払拭すべく勉強していきましょう．

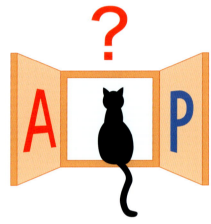
?
A
P

図4-1　普通の窓（window）のイメージ
このようなイメージはマチガイなので捨てましょう．

1 AP windowはどこにある？

まずCTを見ながら窓の場所を解剖学的に確認しておきましょう．AP windowとは，前が上行大動脈，後が下行大動脈，内側が動脈管索（成人ではほぼ見えない），外側が左肺，頭側が大動脈弓，尾側が左肺動脈で囲まれる部分です[1]（図4-2Ⓐ➡，Ⓑ►）．胸部X線の正面像では前後方向と内側方向はよくわかりません．上下方向がよくわかります．実際のX線写真で確認すると，内側に凹（へこ）んで見えます（図4-3）．すなわち，AP windowが正常であ

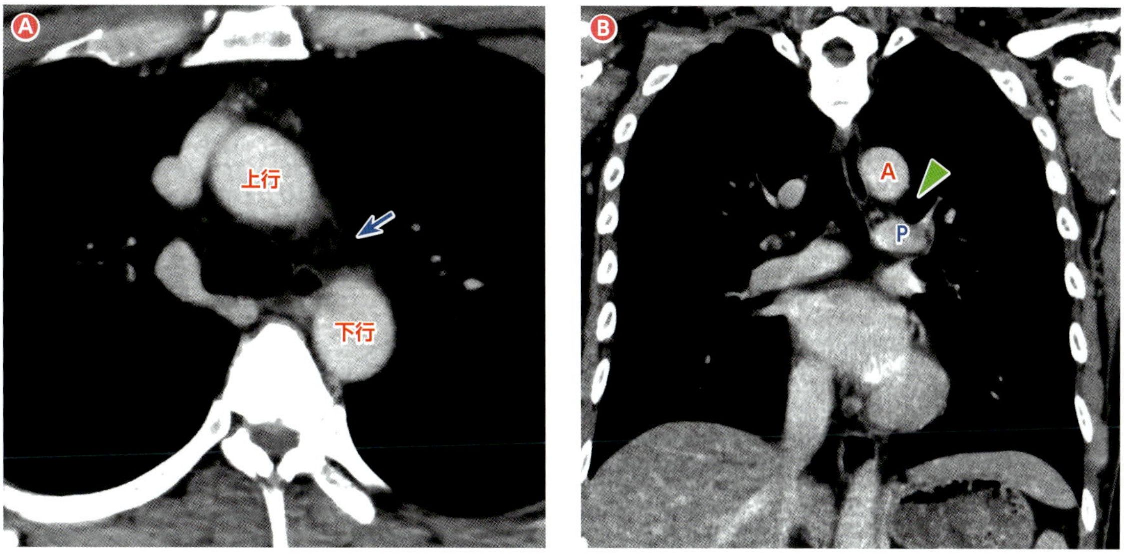
Ⓐ
上行
下行
Ⓑ
A
P

図4-2　CTでのAP windowの位置（正常例）

Ⓐ：胸部造影CT水平断．内側が動脈管索（成人ではほぼ見えない），外側が左肺，前が上行大動脈，後が下行大動脈で囲まれるAP window（➡）には結合（脂肪）組織しかありません．

Ⓑ：胸部造影CT冠状断．頭側が大動脈弓（A），尾側が左肺動脈（P）の間の部分です（►）．

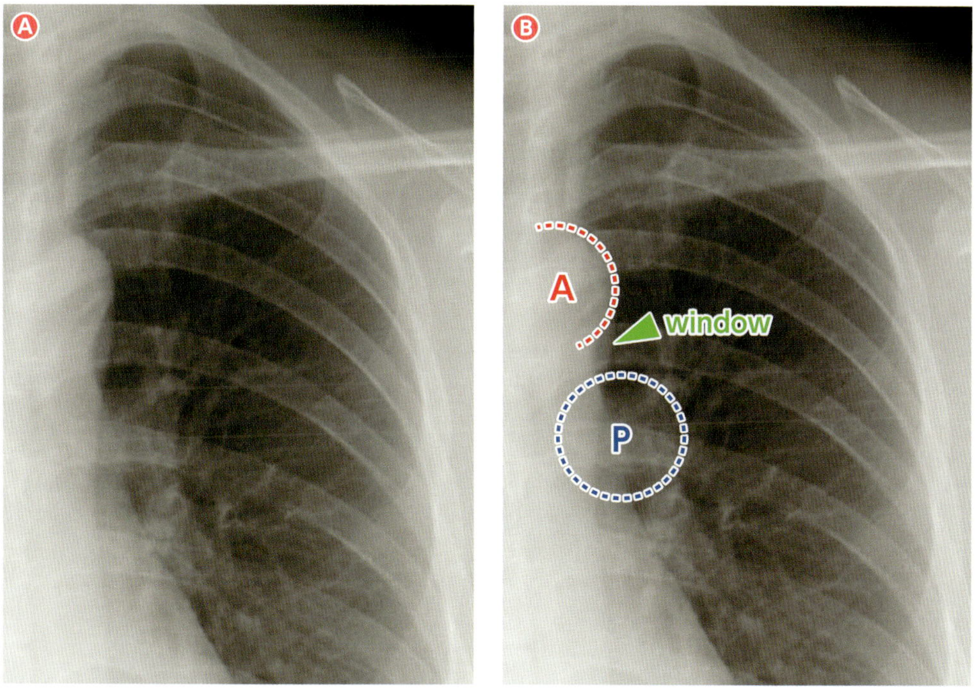
Ⓐ
Ⓑ
A
window
P

図4-3　胸部X線でのAP window（正常例）

Ⓐ：胸部X線正面像．Ⓑ：Ⓐにシェーマを加えたもの．

►がAP windowです．上（頭側）にある大動脈弓（A）と下（尾側）にある左肺動脈（P）を同定しましょう．その間がAP windowです．

ると言うためには，外側から内側（縦隔側）に向かって，凹みに**くさびを打てるようになっているか**を確認しなくてはなりません．図4-4Ⓐを見てください．頭側にある膨らみは大動脈弓（A）であり，別名を左第1弓と言います．尾側の膨らみは左肺動脈（P）で，別名を左第2弓と呼ばれます．この間の凹んだ部分（►）がAP windowなのです．**「窓」というよりも「くびれ」，「へこみ」，「くぼみ」なのです**．決して図4-1のような窓のイメージではありません．どちらかというと図4-4Ⓑのような**ふたコブラクダ**のイメージの方が近いです．コブの谷間がAP windowです．過去の偉人たちはこの辺り（左第1弓〜4弓）の凸凹をbumpsやmogulsといったコブのイメージで表現しています[2) 3)]．私と同じでフェルソン先生もモーグル好きだったのですね（違うか）．ちなみに第3弓は左心耳，第4弓は左室に相当するのですが，とりあえず覚えなくても構いません．

左肺動脈は閑古鳥の頭でしたから，大動脈弓から下行大動脈のラインは閑古鳥の頸部にかかるスカーフのようなイメージになります（図4-5）．それぞれの対応をまとめたのが表になります．閑古鳥を忘れた方は第1話を復習してください．

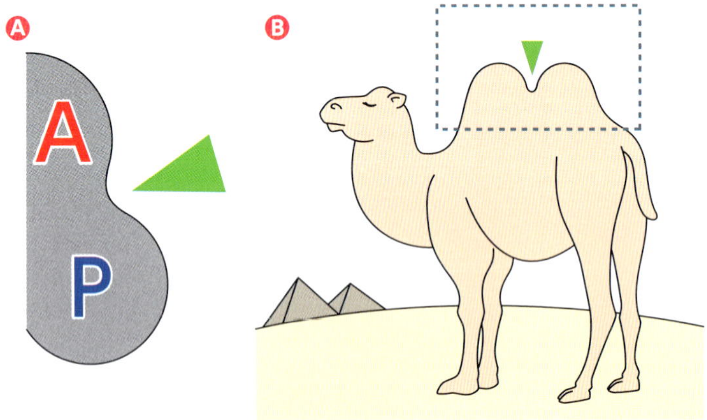

Ⓐ
A
P
Ⓑ

図4-4　AP windowの模式図
Ⓐ：頭側にある膨らみAは大動脈弓（左第1弓），尾側の膨らみPは左肺動脈（左第2弓）です．この間の凹んだ部分（►）がAP windowになります．「窓」というよりも「くびれ」，「へこみ」，「くぼみ」なのがわかります．
Ⓑ：ふたコブラクダのイメージではAP windowはコブの谷間に相当します．

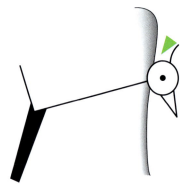

図4-5　閑古鳥とAP windowの関係
左肺動脈は閑古鳥の頭でしたから，大動脈弓から下行大動脈のラインは閑古鳥の頸部にかかるスカーフのようなイメージになります．►がAP windowです．

表　2つの膨らみの対応表

	名称	別名	イメージ
A	大動脈弓	左第1弓	スカーフ
P	左肺動脈	左第2弓	閑古鳥の頭

◄ AP windowはこの間

2 「くびれ」がなくなるとき

このくびれがなくなった場合が異常です．くさびを打てるような凹みが見えないときです．通常何もない部分が盛り上がってくる原因で最も多いのはリンパ節腫脹です．AP windowがなくなる原因としては，癌の縦隔リンパ節転移，悪性リンパ腫，サルコイドーシスなどが考えられます．図4-6Ⓐを見てみましょう．くびれが浅くなり，わかりにくいですよね．サルコイドーシスで縦隔リンパ節が累々と腫脹している症例です．ちなみに閑古鳥の尻尾と羽も分厚くなり，頭も大きくなっています．CTでは大動脈弓下のリンパ節がAP windowを埋めているのがわかります（図4-6Ⓑ）．

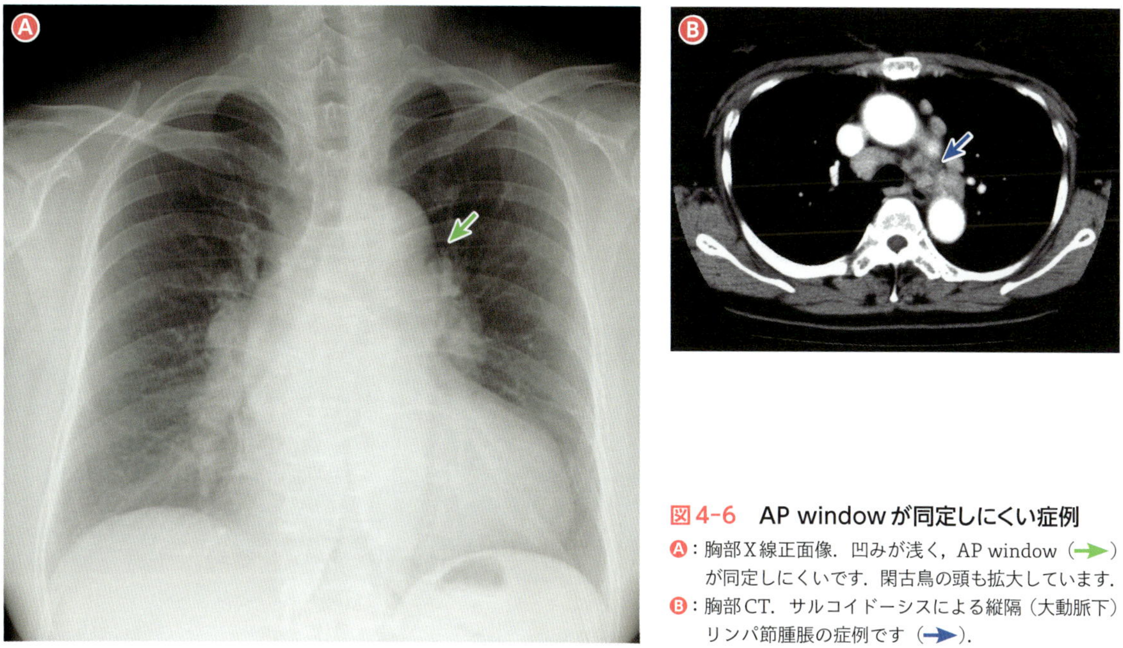
A
B

図4-6　AP windowが同定しにくい症例

Ⓐ：胸部X線正面像．凹みが浅く，AP window（➡）が同定しにくいです．閑古鳥の頭も拡大しています．
Ⓑ：胸部CT．サルコイドーシスによる縦隔（大動脈下）リンパ節腫脹の症例です（➡）．

図4-7Ⓐはどうでしょうか．完全にくびれがなく，縦隔自体が広がり，張り出しています．造影CT（図4-7Ⓑ，Ⓒ）を撮影してみると大動脈瘤と，その破裂による縦隔血腫を認めました．拡大した動脈瘤と血腫でAP windowが埋まってしまい，全体的に縦隔が張り出してきたのでした．傍気管線が開大していることにも着目してください．胸部X線写真を1枚見て医療者が冷汗をかく症例です．

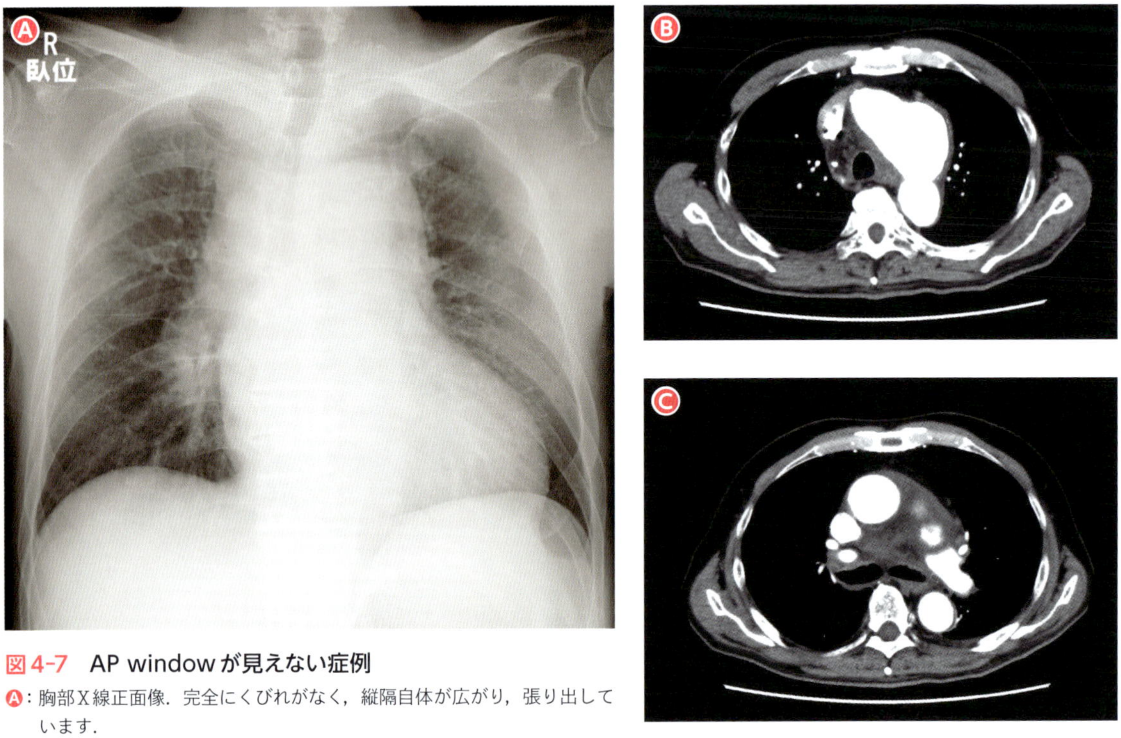
Ⓐ
R
臥位
Ⓑ
Ⓒ

図4-7　AP windowが見えない症例

Ⓐ：胸部X線正面像．完全にくびれがなく，縦隔自体が広がり，張り出しています．

Ⓑ，Ⓒ：胸部造影CT．大動脈瘤とその破裂による縦隔血腫を認めます．拡大した動脈瘤と血腫でAP windowが埋まってしまっています．

まとめ

- AP windowは大動脈弓と左肺動脈の間のくぼみを指す！
- このくぼみにくさびが打てないとき，ふたコブラクダのコブの間が同定できないときは異常！
- リンパ節腫大や大動脈弓部の拡大を疑え！

心の一首

凹(へこ)み見て AP window くさび打て 窓というより「くびれ」なのです

同じ意味ですが，もう一首

心の一首

ふたコブの ラクダ探して 窓同定 谷間なければ 異常なのです

参考文献

1)「The Mediastinum：Radiologic Correlations with Anatomy and Pathology, 2nd edition」(Heitzman ER), Springer, 1988

2)「Chest Roentgenology」(Felson B), Saunders, 1973

3)「Felson's Principles of Chest Roentgenology, A Programmed Text, 4th edition」(Goodman LR), Elsevier, 2014

第5話

横隔膜周辺「横隔膜と胃泡のいい関係」

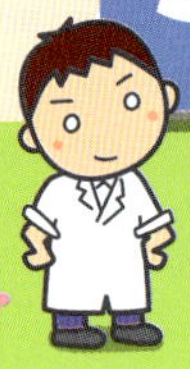

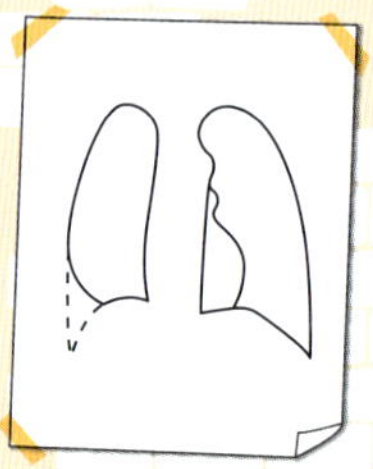

第5話では胸部X線写真の下のほう，横隔膜や胃泡を見ていきましょう．このあたりも見ているようで見ていない部分です．胸部X線写真で見えているのは肺野だけではないのです．

1 胸水はダルいのか？ ブラントなのか？

肺野の左右の端っこは肋骨横隔膜角と言い，英語ではCP angle（costophrenic angle）と呼ばれます．研修医のカルテで胸部X線の所見を見てみると，「CP angle sharp」という記載をよく見ます．一方で，胸水貯留などでこの部分が尖っていない（鈍な）場合は，「CP angle dull」と書いてあります（図5-1）．このため研修医の頭の中ではCP angle sharp＝胸水なし，dull＝胸水ありと早合点している節があります．

ちなみに私の愛用している教科書[1]や海外の画像診断のサイト[2,3]ではCP angleはdullではなく，「blunt」とか「shallow」になっています．Googleでも「CP angle dull」で検索すると，出てくるサイトは日本語ばかりです．私がこのbluntという単語を最初に目にしたのはblunt trauma（鈍的外傷）でした．このように鈍＝bluntが正式なのかもしれません

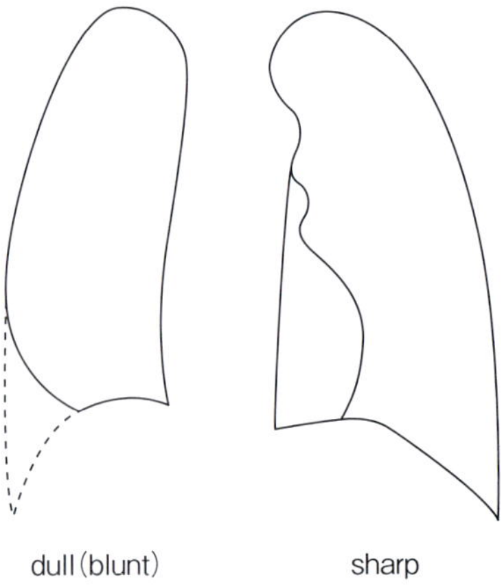
dull(blunt)
sharp

図5-1　CP angleの性状
右はdull（blunt），左はsharpの模式図です．
もちろん右というのは「患者の」右ですよ．

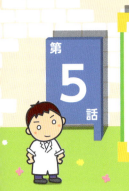

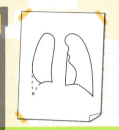

が，日本で普及しているdullはダルい音が鈍なイメージに合っているので今回はこのままいきましょう．英語で所見を述べるときはbluntを用いるようにしましょう．

2 まず胸水の鑑別に適した撮影体位を確認

胸部X線は通常，立位で撮影されますが，救急外来やICUなど患者の状態が悪く撮影室まで移動できない場合や，緊急性がある場合は，臥位で撮影されます．ポータブルX線（正確には回診用X線撮影装置と言うのですが）の臥位で撮影された写真は画質が悪く見えますが，それは体位のためだけではありません．撮影の方向が違うのです．立位の場合，X線は後（posterior：P）から前（anterior：A）に向けて照射されます．このためPA像と呼ばれます（図5-2Ⓐ）．一方，臥位や坐位の場合はフィルムを背中に入れて，前→後にX線を照射します（AP像，図5-2Ⓑ）．

この違いは実は大きくて，ポータブルX線写真のAP像だと照射する管球とフィルムまでの距離が近くなってしまうため，X線のビームが斜めに入ります．このため，体の前の方にある心臓や縦隔の陰影は拡大されて写ります．ポータブルX線で撮ると心胸郭比（CTR：cardiothoracic ratio）が拡大されて見えるのはこのためです（図5-2Ⓑ）．

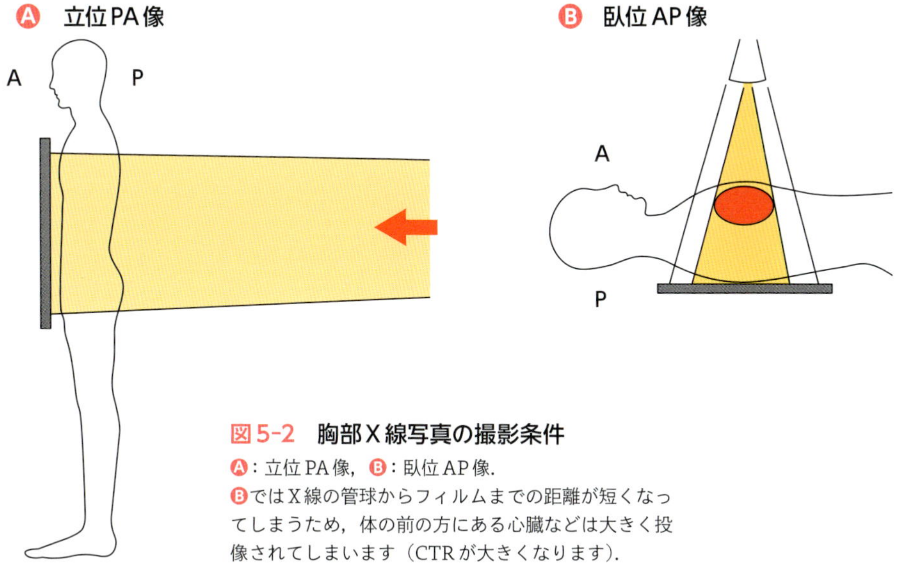
Ⓐ 立位PA像
A
P
Ⓑ 臥位AP像
A
P

図5-2　胸部X線写真の撮影条件
Ⓐ：立位PA像，Ⓑ：臥位AP像．
Ⓑでは X線の管球からフィルムまでの距離が短くなってしまうため，体の前の方にある心臓などは大きく投像されてしまいます（CTRが大きくなります）．

さて，胸水は重力により胸腔内を移動します．臥位だと図5-3Ⓐのように背側に貯留します（白が胸水です）．このような状態で正面からX線写真を撮ると，腹側の肺（黒）と背側の胸水（白）が半々で混ざり，灰色に見えます．全体的にうっすら白く見えるのです．一方で図5-3Ⓑのように ARDS や肺水腫で全肺野に淡い浸潤影が出ても正面から見ると灰色（うっすら白）に見えるので，ただの胸水貯留なのか，肺野全体の淡い浸潤影なのか判断がつかないのです．

この状態を立位もしくは坐位で撮影すると，胸水は重力で尾側に移動し，黒と白のコントラストがつき，頭側の正常な肺（黒）と尾側の胸水（白）の区別がしやすくなります（図5-3Ⓓ）．これなら肺野全体の淡い浸潤影（図5-3Ⓒ）と胸水が区別しやすくなります．ポータブルX線は必ず坐位でオーダーしましょう．

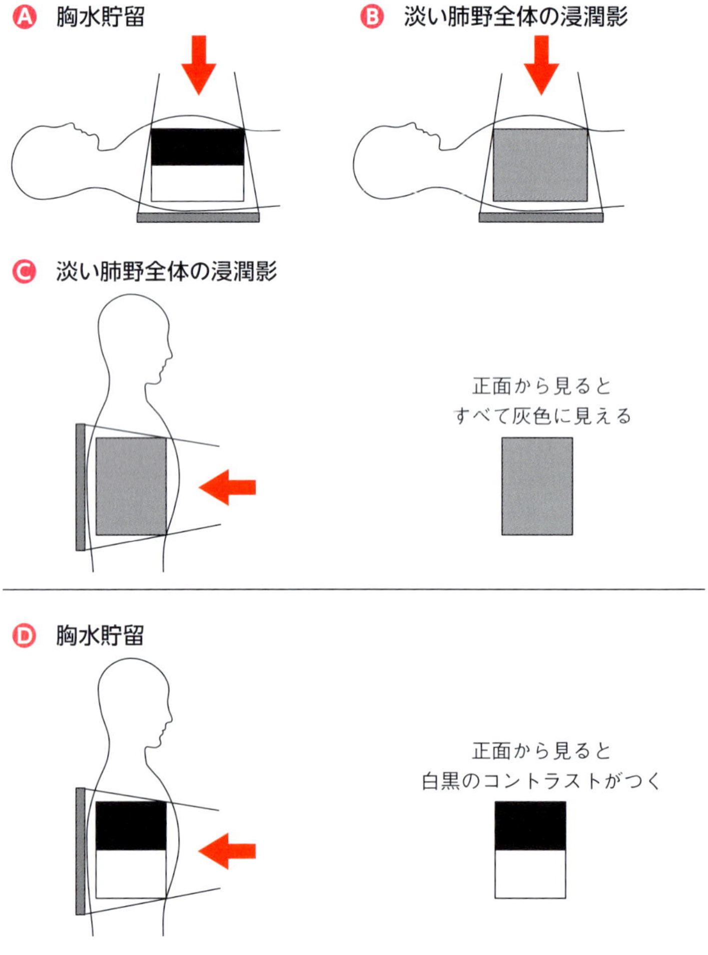
Ⓐ 胸水貯留
Ⓑ 淡い肺野全体の浸潤影
Ⓒ 淡い肺野全体の浸潤影
正面から見ると
すべて灰色に見える
Ⓓ 胸水貯留
正面から見ると
白黒のコントラストがつく

図5-3　撮影条件による浸潤影と胸水の鑑別

Ⓐ：臥位で撮影された胸水（黒＋白＝灰色）．
Ⓑ：臥位で撮影された淡い肺野全体の浸潤影（灰色）．
Ⓒ：立位や坐位で撮影された淡い肺野全体の浸潤影．
Ⓓ：立位や坐位で撮影された胸水．
Ⓐ～Ⓒは正面（矢印の方向）から見るとすべて灰色（淡い黒）に見えます．これではⒶとⒷの違い（浸潤影と胸水の鑑別）がわかりません．Ⓓのように立位や坐位で正面（矢印の方向）から見ると上側（頭側）黒，下側（尾側）白とコントラストがついて胸水が見やすくなります．これならば浸潤影と胸水の違いがわかります．

3 胸水とCP angleの関係

胸水が溜まるとなぜCP angleはdullになるのでしょうか．胸腔は陰圧なので，水は丸く溜まるのでしょうか．胸腔の形をした入れものに肺の形をしたスポンジ（水に浮く）を入れ，水を注入していくと，おそらく図5-4のようになります．実際の体内でも同じことが起きていると考えましょう．肺の形を保ったまま，下から胸水は溜まっていきます．胸水が増えていってもCP angleはsharpなままです．このような胸水貯留は肺下胸水（subpulmonic pleural effusion）と呼ばれます．CP angle sharp＝胸水なしとは言えないのがよくわかりましたね．

ではdullになるときはどのような場合かというと，それは**「無気肺」を伴う場合**です．肺底部の尖った部分が胸水に押され，含気が低下し，無気肺になると，その尖りが失われてdullに見えるのです．このため，底面から真上に押されて無気肺を伴わなければCP angleはsharpなままなのです．

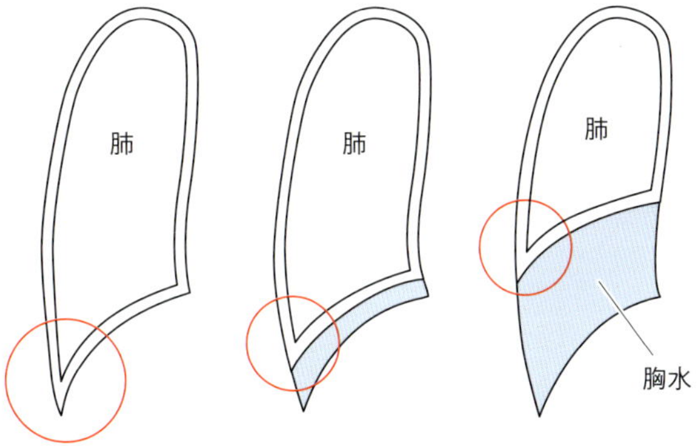
肺
肺
肺
胸水

図5-4　肺下胸水の右CP angleの見え方のイメージ
胸水が増量しても右CP angleはsharpなままです（○）．

4 左肺と胃泡の距離に注目

ではどうすれば胸水の有無を胸部X線写真で判断できるのでしょうか．少量の胸水をX線写真で検出する絶対的な方法はないのですが，立位や坐位の場合は，胃泡と左肺の距離が参考になります．解剖学的に左肺底部と胃泡との間には，横隔膜と胃壁しかありません（図5-5）．この2つの厚みを足してもせいぜい**1 cm以下**です[4)5)]．図5-6で正常な胃泡と左肺底部の距離感を養いましょう．この距離が1 cm以上だったら左胸水貯留を疑いましょう（横隔膜や胃壁が分厚くなることはあまりないので）．

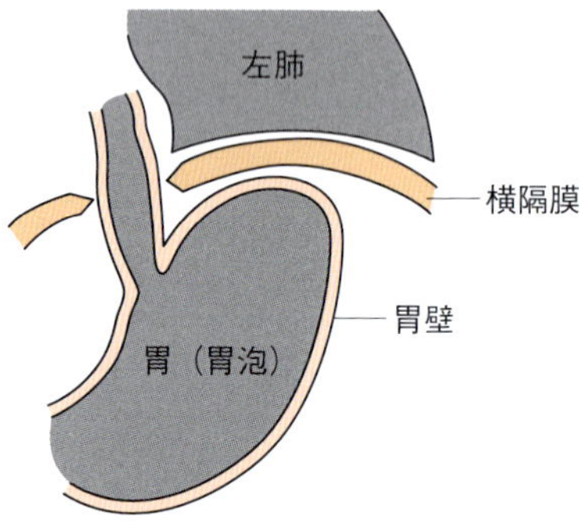
左肺
横隔膜
胃壁
胃（胃泡）

図5-5　左肺底部，横隔膜，胃泡の関係

実際には左肺底部と横隔膜と胃壁は密着しているので，合計しても厚さは1 cm以下です．

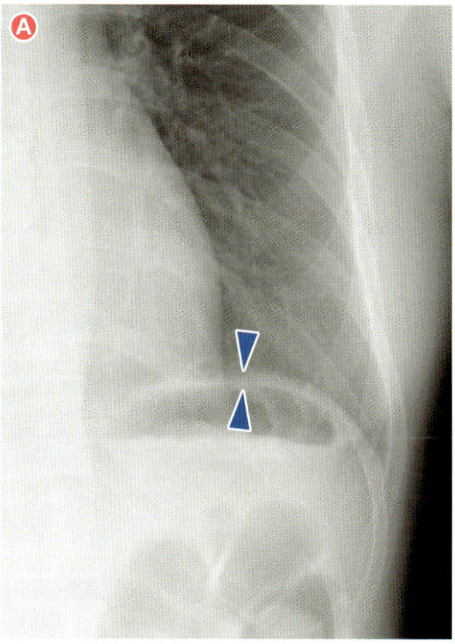
A

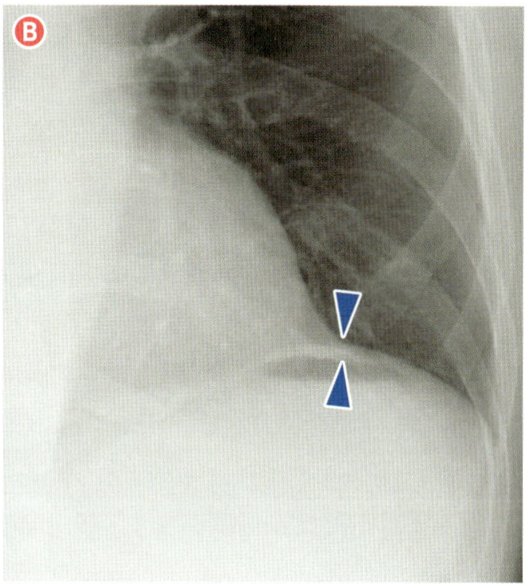
B

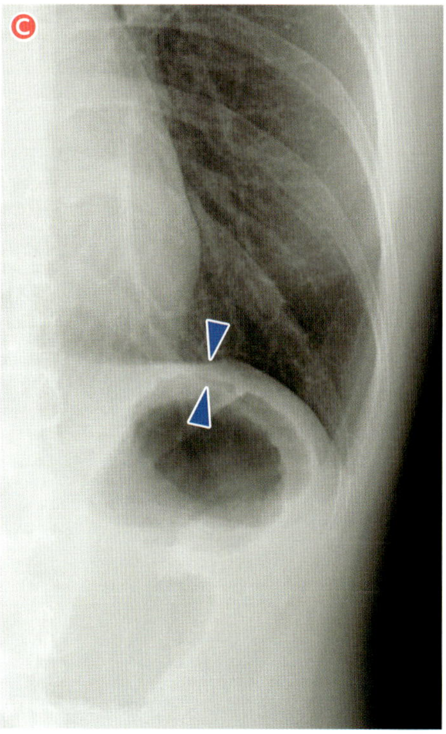
C

図 5-6　正常な左肺底部と胃泡の距離（►◄）

正常例として3例示します．これらの密接した距離感を覚えておきましょう．

5 実際の症例で確認してみよう

図5-7は呼吸困難で救急搬送され，精査の結果，うっ血性心不全と診断された患者です．入院時の胸部X線写真（図5-7Ⓐ）を見ると，CP angleは左はdullですが，右はほぼsharpです．図5-7Ⓐと同時期の胸部CTでは**両側**胸水貯留を認めます（図5-7Ⓖ）．おそらく右は肺下胸水なのでしょう．この症例が入院して塩分制限や利尿薬などで病状が改善していく途中（図5-7Ⓑ），そして退院時（図5-7Ⓒ）の画像も示します．経過で胸水が減り，黒い肺野の面積（体積？）が拡大しているのがわかりますね（図5-7ⒹⒺⒻは上のⒶⒷⒸの解説付き画像です）．右肺の葉間胸水も経過で消失しています（vanishing tumorと呼ばれるものです）．しかし右CP angleはどうでしょう．入院時はsharpだったのに，胸水が減るに従ってむしろdullになっています．胸水が減り，右肺が膨らんできたものの，一部膨らみ（含気）が悪い部分があり，局所的な無気肺になっているのでしょう．右CP angleだけ見ていると，むしろ胸水が増えたように見えてしまいます．

6 横隔膜の左右差を見よう

図5-7Ⓐを見て，両側に胸水がそれなりに貯留していると読影できるでしょうか．胃泡の位置から推定すると，図5-7Ⓓの↔の厚さの分だけ左胸水貯留が予想されます．すると推定される左胸郭の大きさは□で囲った範囲になります．右の横隔膜は肝臓がある関係で，左よりも少し高くなります．肝臓が右の横隔膜を押し上げているとも，心臓が左の横隔膜を下方に押し下げているとも言われています．それを考慮すると右胸郭は□で囲った範囲と推定されます．すると右にもそれなりの肺下胸水があることがわかりますね．もともとCOPDもあるので，思っていた以上にビア樽状に縦長の肺なのでしょう．CP angle dullよりも胃泡と左肺の距離の方が胸水がわかりやすいですよね！

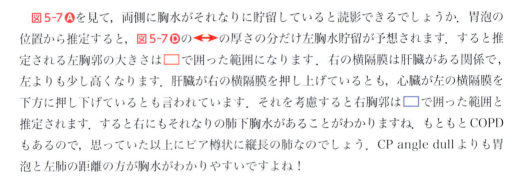

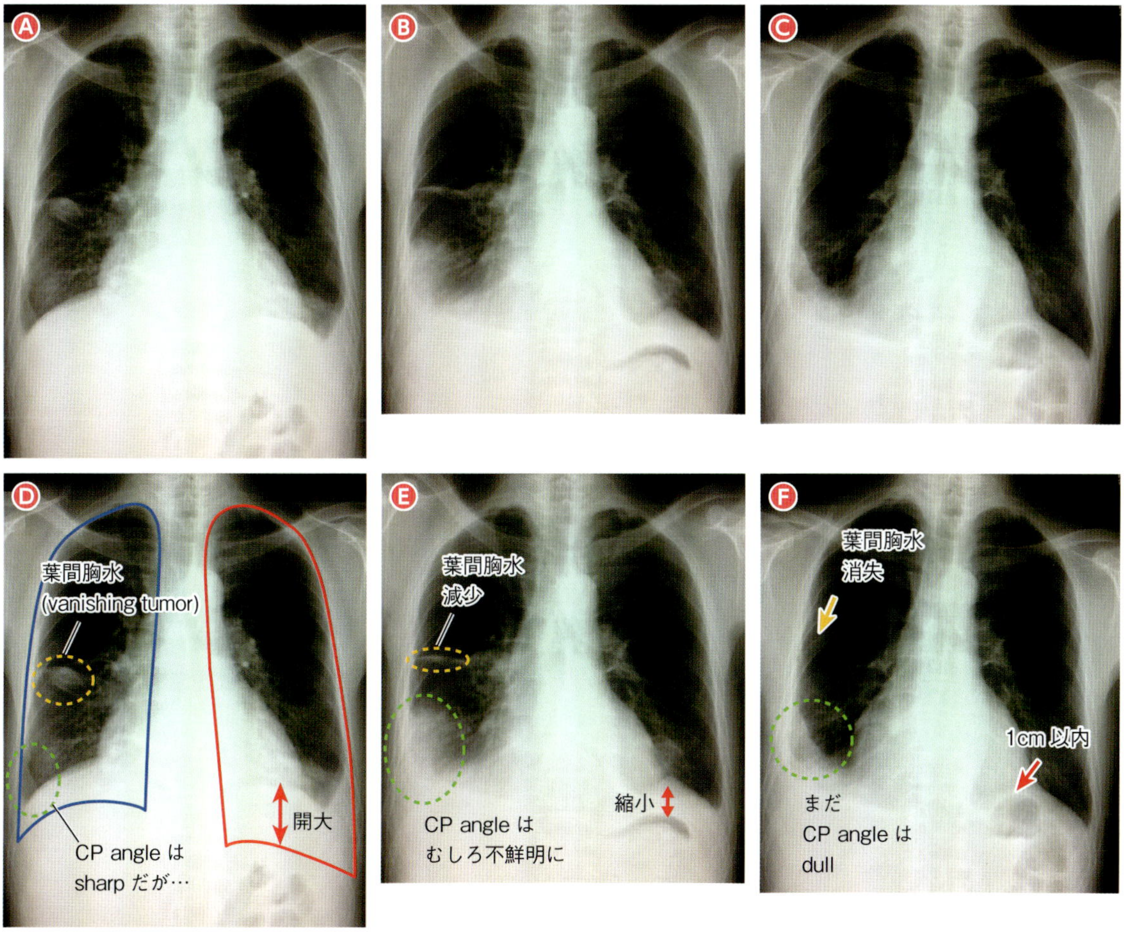
A
B
C
D
葉間胸水
(vanishing tumor)
CP angle は
sharp だが…
開大
E
葉間胸水
減少
CP angle は
むしろ不鮮明に
縮小
F
葉間胸水
消失
1cm 以内
まだ
CP angle は
dull

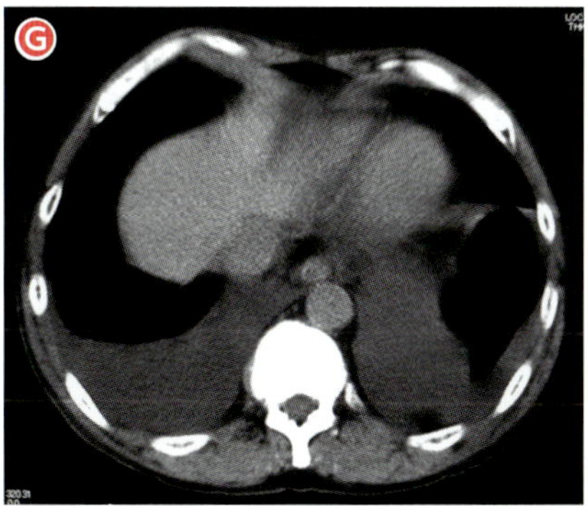
G

図 5-7　胸水減少の経過とCP angle

A：入院時の胸部X線写真（うっ血性心不全）.
B：利尿薬で胸水減少.
C：胸水がほぼ消失した退院時.
D：Aに予測される胸腔の大きさを書き込んだシェーマ．左胸水貯留の予想範囲を↔で示しています.
E：Bのシェーマ
F：Cのシェーマ
G：Aと同じタイミングのCT像．両側の胸水を認めます.
A→B→Cと胸水が減っていく経過を，左右のCP angle，右肺の葉間胸水，左肺底と胃泡の距離に着目して見てみましょう．右CP angleだけ見ていると，むしろ増えているように見えてしまいますが，左肺底と胃泡の距離は順調に縮小しています.

しかしながら，胃泡も最強ではありません．胃泡は臥位やアカラシアで見えにくくなるのが難点です．食事のタイミングや胃内のガスの位置により見えにくい場合もあります．また**CP angleは胸水だけでなく，無気肺，気腫性変化，癒着，肺底部の浸潤影などでもdullになります．**

両横隔膜の高さ（肺底部の高さ）の左右差もこれからは意識しましょう（図5-8）．**高さが逆転（右≦左）したり，右＞左のままでも，左右差が3 cm以上あることは稀**と言われています[4]．

胸水だけでなく，大葉性無気肺，横隔神経麻痺，肺底部の浸潤影，肺切除後，肋骨骨折の痛みで吸気が悪い場合，胃や大腸のガスでの圧排，肝腫大などで横隔膜のラインは上昇して見えます．

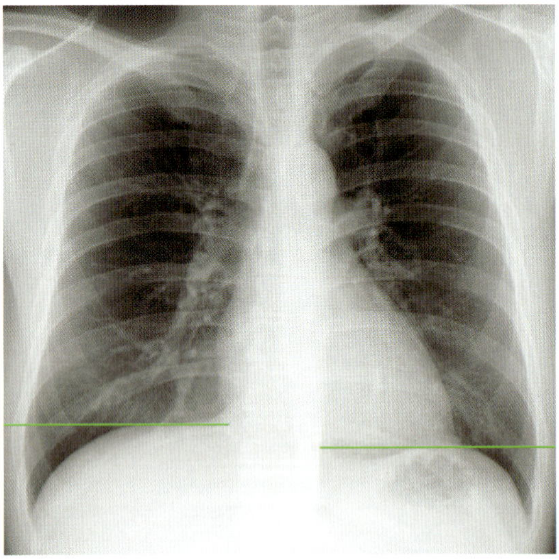

図5-8　両横隔膜ドーム（肺底部）の高さの左右差（正常像）
通常は右の方が半椎体ほど高くなっています．

まとめ

- 胸水と浸潤影の鑑別のため，ポータブルでもできるだけ坐位で撮影！
- 胸水貯留＝CP angle dull（blunt）ではない！
- 胃泡と左肺底部の距離は1cm以内！
- 横隔膜のラインは右の方が半椎体分高い！

それでは最後に恒例の一首．

心の一首

胸水は　胃泡の位置と　左右差で　アングルシャープに　騙されるな

参考文献

1）「Felson's Principles of Chest Roentgenology，A Programmed Text，4th edition」（Goodman LR），Elsevier，2014
2）Radiopaedia：https://radiopaedia.org（2019年2月閲覧）
3）Radiology Masterclass：https://www.radiologymasterclass.co.uk（2019年2月閲覧）
4）「Chest Roentgenology」（Felson B），Saunders，1973
5）「The Mediastinum：Radiologic Correlations with Anatomy and Pathology，2nd edition」（Heitzman ER），Springer，1988

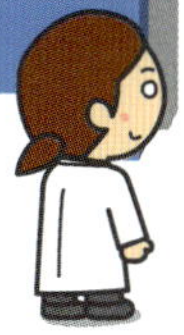

Column

水平線が見えるとき

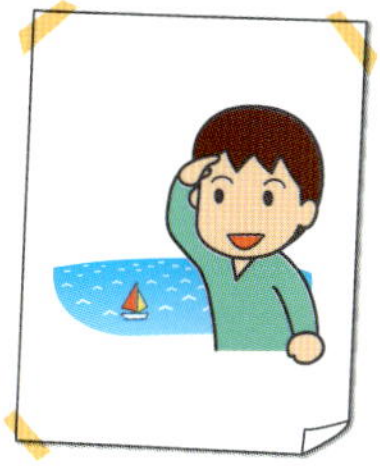

水平線が見えるのはどんなとき？

第5話ではCP angleについて触れました．主に胸水貯留で変化するものでしたが，実は健常人でも片側10 mL弱の胸水が存在します[1]．ある空間に少量でも液体が存在すると，容器の中の水のように水面ができるはずです（図5-9Ⓐ）．ところが胸水があったとしても，胸腔内ではこの水面はできません．その理由は，胸腔内は真空であるためです．図5-9Ⓑのように胸郭と肺の間のわずかなスペースに胸水が満たされており，潤滑油のような役割を果たしているのです．

では水面ができるのはどのような病態でしょうか？ それは胸腔内に液体だけでなく，空気が一緒に存在する場合です．すなわち気胸です（図5-9Ⓒ）．そう，**水平線が見えたら異常**なのです．

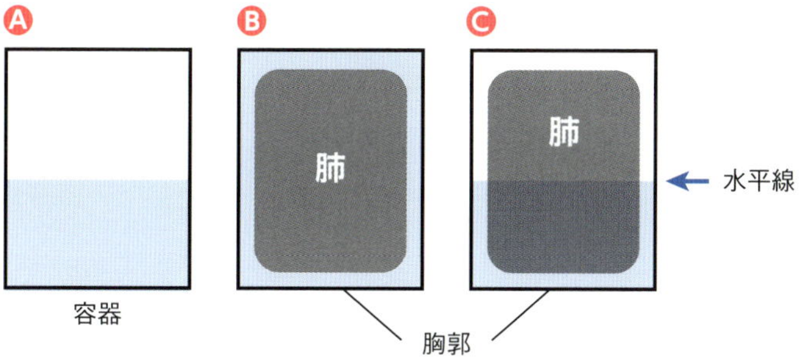
Ⓐ
Ⓑ
Ⓒ
肺
肺
水平線
容器
胸郭

図5-9　胸腔内の胸水のイメージ
Ⓐ：ある容器に溜まった液体，Ⓑ：胸腔内にある胸水のイメージ，Ⓒ：気胸における胸水と肺のイメージ．

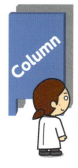

実際の症例で確認してみよう

図5-10Ⓐは誰が見ても一目瞭然，左肺に水平線が出現しています（図5-10Ⓑ）．このような水平線が見えたら，それは**ただの大量胸水ではなく，胸腔内に液体と空気が存在する証拠です．** つまり気胸もあるのです．このような状態は水気胸とも呼ばれます．この症例は有瘻性膿胸であり，溜まっていた液体は膿でした（図5-10Ⓒ）．

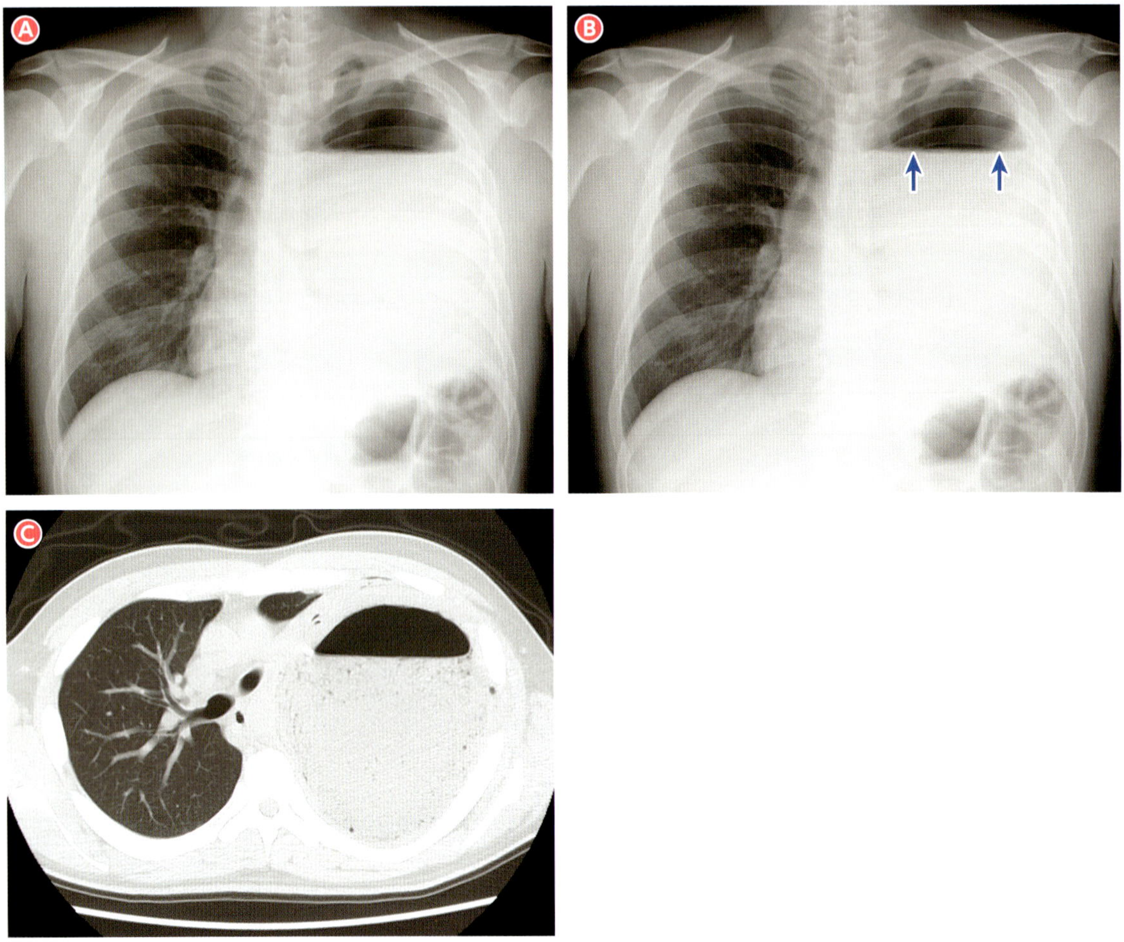
Ⓐ
Ⓑ
Ⓒ

図5-10　水平線が見える症例（有瘻性膿胸）
Ⓐ：胸部X線正面像，Ⓑ：Ⓐにシェーマを加えたもの，Ⓒ：同症例の胸部CT画像．

次に図5-11Ⓐを見てください．誰が見てもわかる右気胸です．虚脱した右肺もしっかり見え（図5-11Ⓑ —），右の透過性が亢進しており，肺紋理も見えません．しかし今回着目してほしいのはそこではなく，右のCP angle付近に見える水平線です（図5-11Ⓑ—）．これが水面になります．この症例は若年の自然気胸の症例であり，もともと胸膜疾患があるわけではなく，胸水の量は生理的な量しかないと思われます．するとこのようにCP angle付近にわずかな水面しかできません．よく見ると横隔膜のラインの下（背側）にもう一本淡く水平線が見えます．これは背側に貯留した胸水のラインです（図5-11Ⓑ ···）．図5-11Ⓒに拡大して掲載しておきますので，第5話で説明したCP angle dullとは少し違うということを確認しておきましょう．

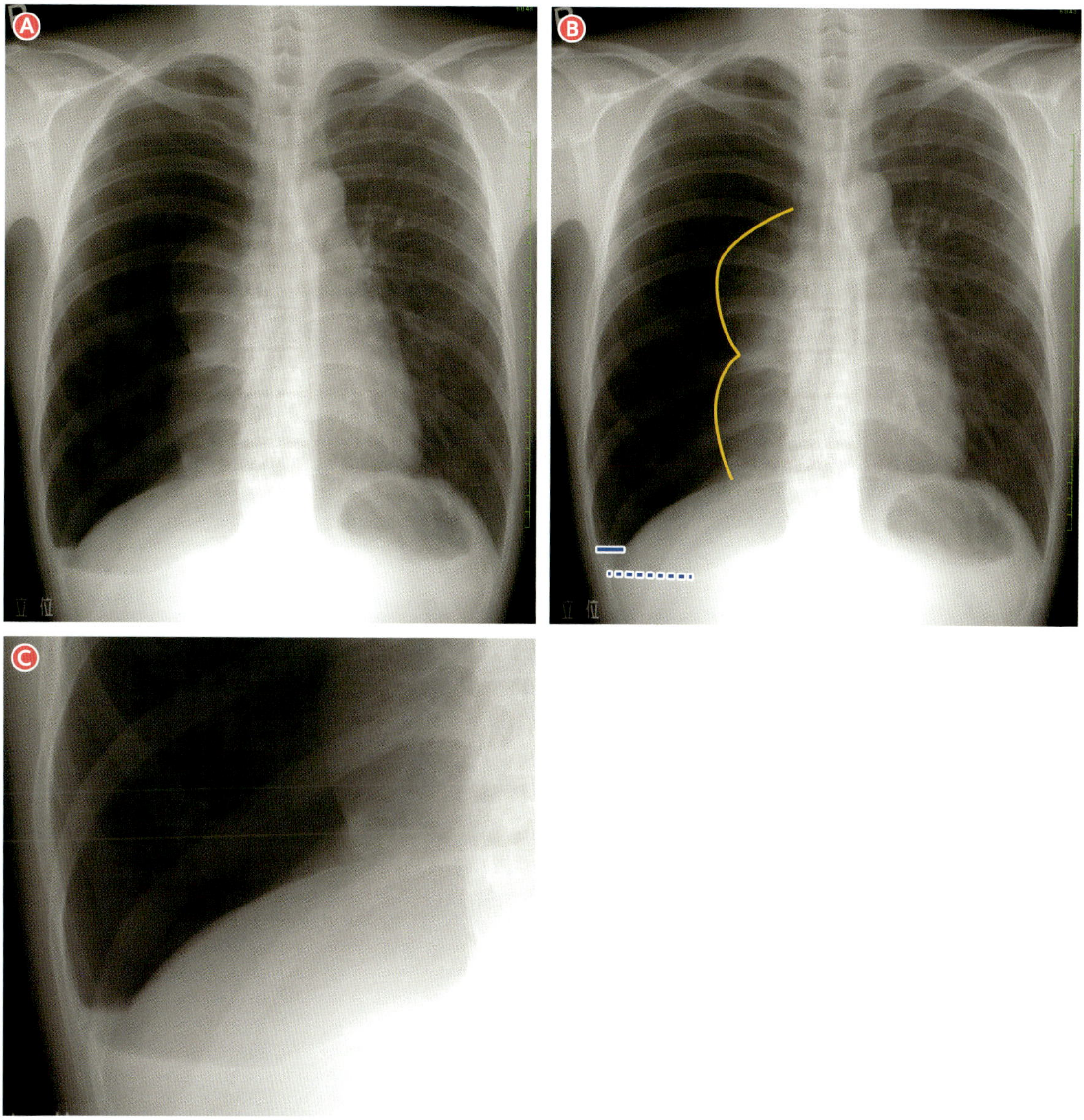
Ⓐ
立位
Ⓑ
立位
Ⓒ

図5-11　水平線が見える症例（自然気胸）

Ⓐ：胸部X線正面像，Ⓑ：Ⓐにシェーマを加えたもの，Ⓒ：Ⓐの拡大図．

この水平線はどのようなときに役立つのでしょうか？ 図5-12Ⓐを見てみましょう．左肺に水平線が見えます．肺尖部を中心に肺野をよく見ても虚脱した肺のラインはよくわかりません．気胸を虚脱した肺のラインや肺尖部のフリースペースで診断しようとすると，見えにくい場合や，わずかな虚脱だと見逃してしまう可能性があります．しかし水平線の出現する機序を考えれば，この症例は誰がなんと言おうと絶対に気胸があるのです．側胸部には肋骨骨折と皮下気腫も出現しています（図5-12Ⓑ）．この症例は胸部外傷の症例であり，貯留している液体は血液です．すなわち血気胸ということになります．胸部外傷で皮下気腫を認めたら，まず気胸があると考えていいでしょう．図5-12Ⓒに CT 画像を示します．この症例のように**肺野を見ても気胸の診断が難しいときに，水平線の存在は役に立つのです．**

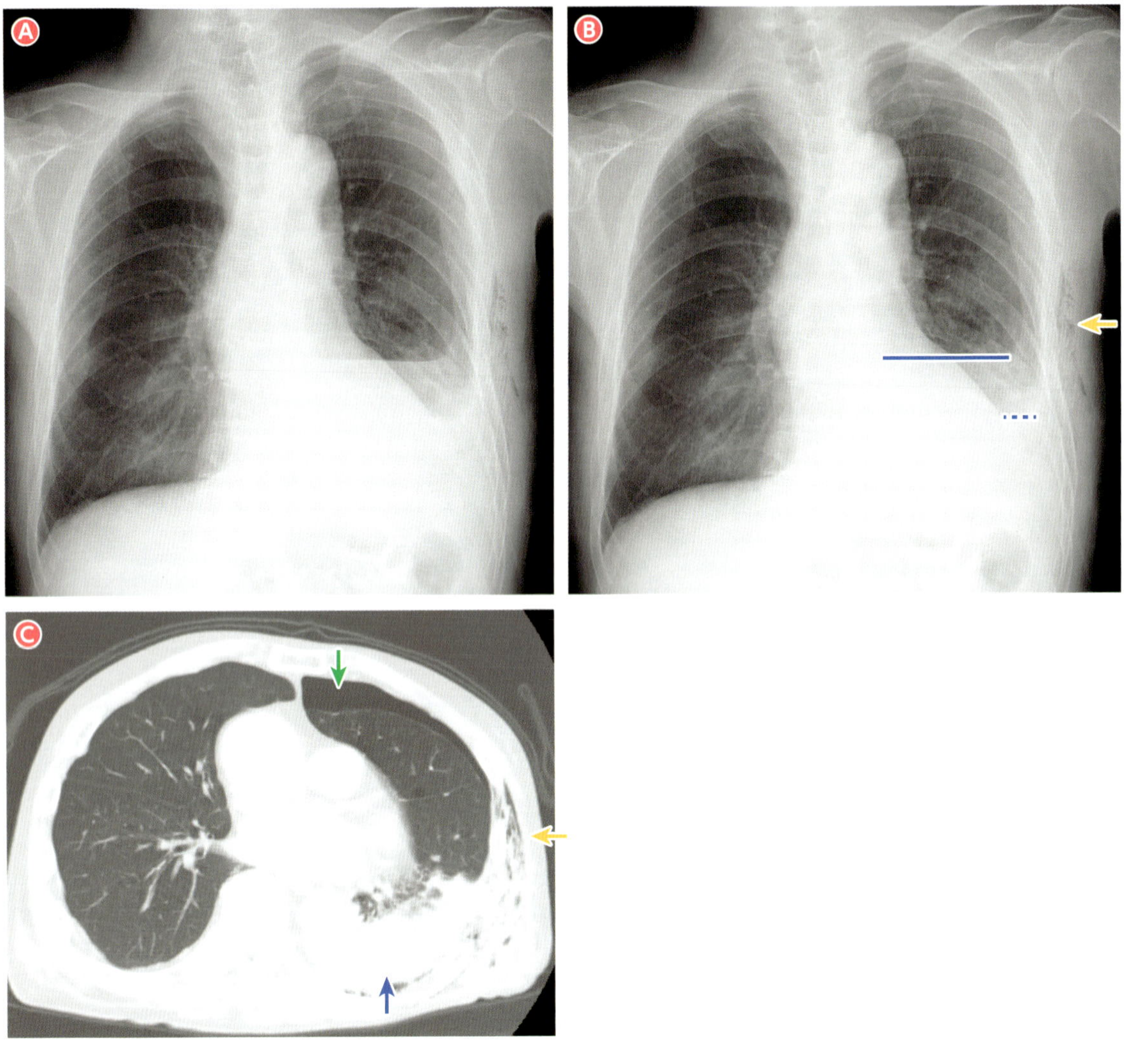

Ⓐ
Ⓑ
Ⓒ

図5-12　水平線が見える症例（血気胸）

Ⓐ：胸部X線正面像，Ⓑ：Ⓐにシェーマを加えたもの，Ⓒ：同症例の胸部CT画像．
胸部X線では虚脱した肺のラインははっきりしませんが，水平線（—），皮下気腫（→）を認めます．CTではしっかりと気胸（→），血胸（→）がありました．

水平線が無力の場合もあります．それは臥位で撮影した場合です．臥位では気胸＋液体があったとしても残念ながらこの水面は見えません．重力で液体が背面に均一に分布してしまうため，全肺野が白っぽくなるだけです．図5-13は図5-12Ⓐと同じ症例を臥位で撮影したものです．やはり虚脱した肺や水平線は見えませんね．この場合は，肋骨骨折や皮下気腫の存在から臨床的に気胸を疑うしかありません．

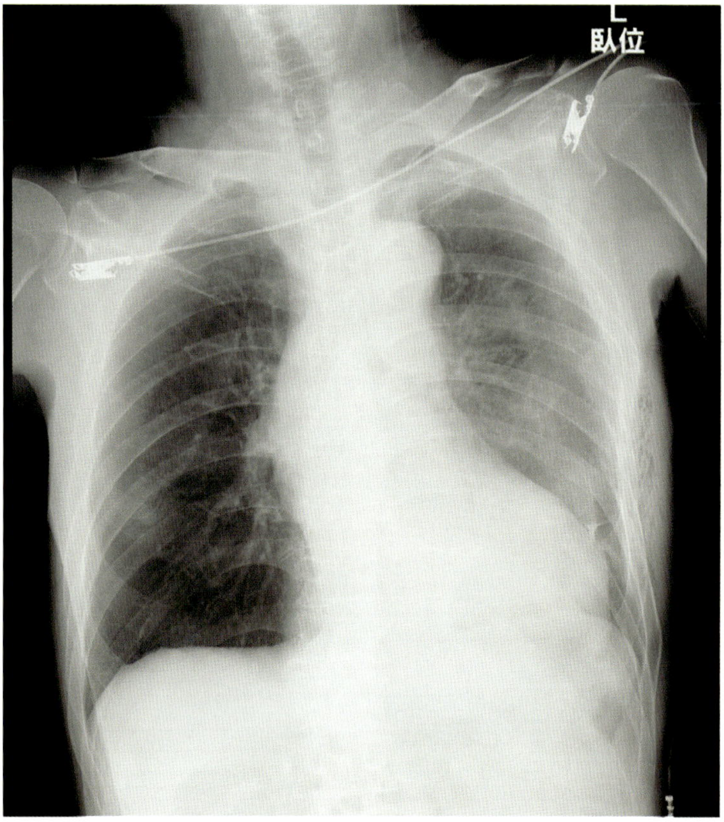
L
臥位

図5-13　臥位で撮影した図5-12の症例

虚脱した肺のラインも水平線も認めません．肺の透過性はむしろ左で低下しています．気胸の黒さよりも，血胸の白さが勝っているためです．

臥位での気胸の診断

気胸患者の胸部X線写真を立位で撮影すると，虚脱した肺は図5-14Ⓐのように重力で尾側（足側）に落ちるため，肺尖部に空気が集まり，フリースペースができます．また水面も形成されます．一方，臥位で撮影すると虚脱した肺は重力により背側に落ちます．また胸水も背面に貯留します．空気は肺尖部ではなく，腹側に集まってきます（図5-14Ⓑ）．このような状態を正面から撮影すると肺尖部にフリースペースはなく，虚脱した肺のラインもよほど虚脱が大きくないと確認できません．全体的に透過性が亢進する（黒くなる）と左右差でわかりますが，胸水の量がそれなりにあると胸水の白さと相殺されてしまい，あまり透過性が変化しないこともあり，わかりづらいこともあります．

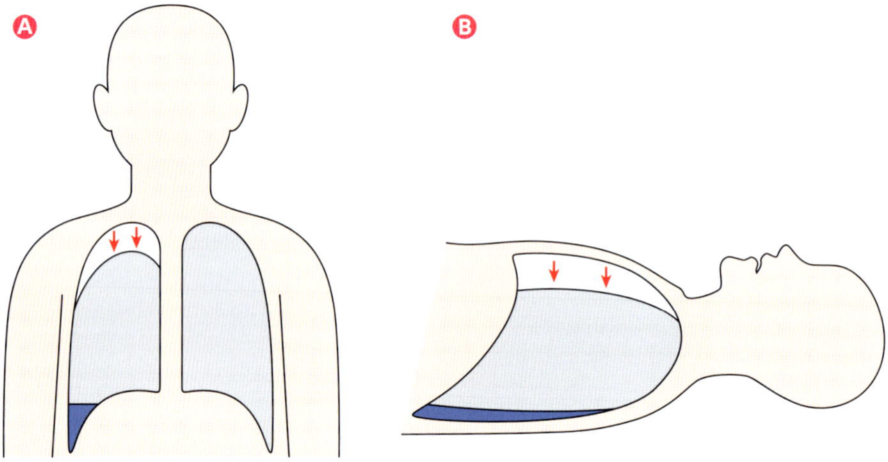

Ⓐ
Ⓑ

図5-14　立位と臥位における気胸

Ⓐ：立位の場合，気胸が起こると肺は足側に虚脱し，肺尖部に空気が集まり，フリースペースができます．胸水は水平線になります．

Ⓑ：臥位の場合，気胸が起こると肺は背側に虚脱し，腹側に空気が集まります．胸水は背側にべたっと貯留します．

臥位で空気はどこに集まりやすいのでしょうか？ 自分で横になってみて，胸腔のどのあたりの標高が一番高いかを手を当てて確認してみましょう．おそらく，胸郭の下部，横隔膜のあたりではないでしょうか（図5-15Ⓐ）．気胸があり，横隔膜付近に空気が集まると，圧力で横隔膜を尾側に押し，**横隔膜付近の切れ込みを深く，黒く，くっきり**させます．この所見は胸部X線写真で，**deep sulcus sign**と呼ばれています[2)3)]．sulcusは「溝」という意味です．典型的な症例を図5-16で確認しておきましょう．もし疑えばもう一度注意深く呼吸音の左右差を聴診したり，打診をしてみましょう．バイタルサインが安定していればCTで確認することもできますが，緊張性気胸であれば画像を待たずにドレナージをしましょう．

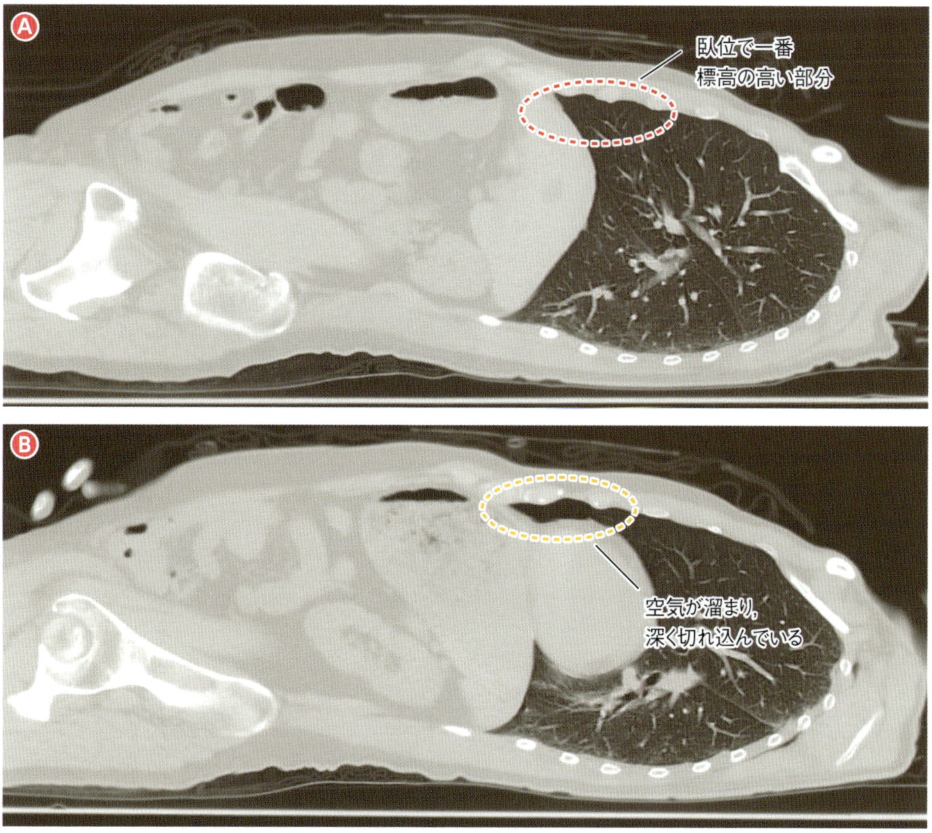
Ⓐ
臥位で一番
標高の高い部分
Ⓑ
空気が溜まり，
深く切れ込んでいる

図5-15　CT（当然臥位）の再構成矢状断面像

Ⓐ：臥位になると，胸郭の下部（横隔膜付近）が一番高くなります（⁚⁚）．
Ⓑ：左気胸の症例では，横隔膜付近に空気が集まり，フリースペースができ，横隔膜を尾側に押しているのがわかります（⁚⁚）．

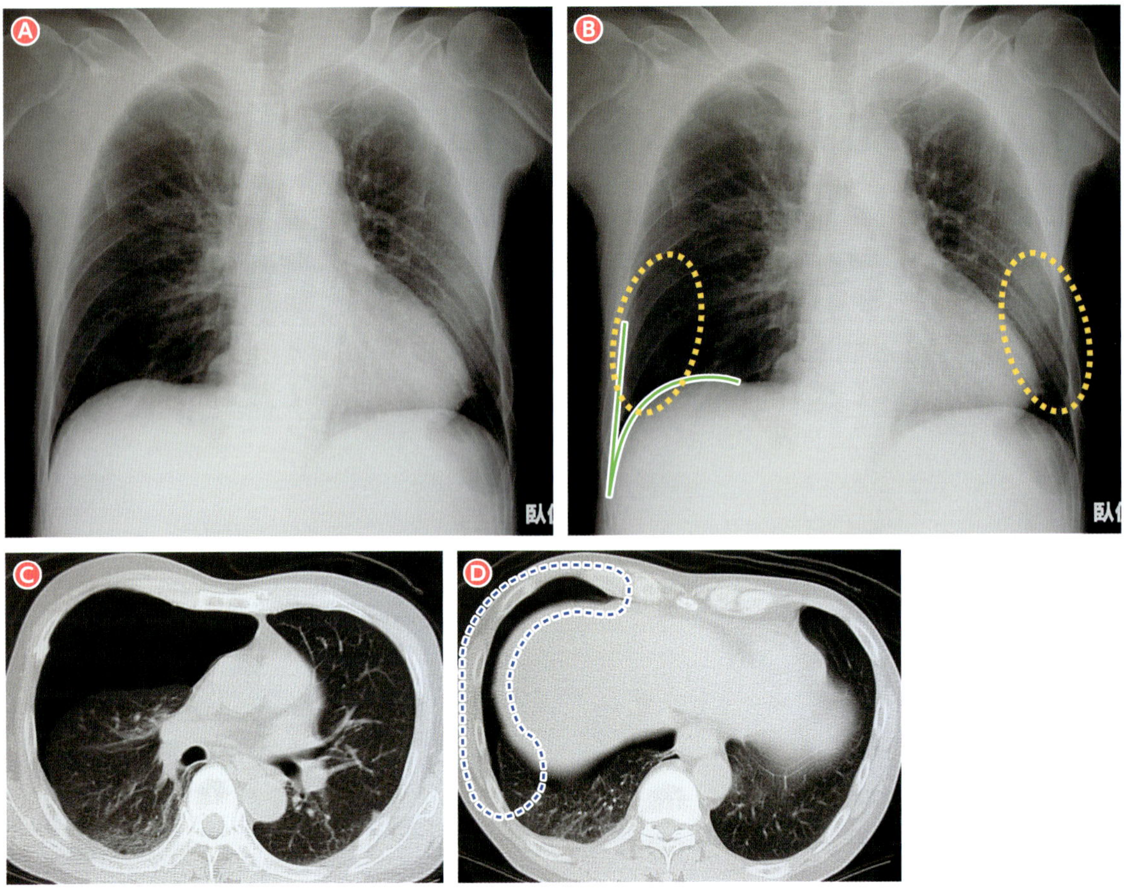
A
B
C
D

図5-16　deep sulcus sign

A：臥位での胸部X線正面像，B：Aにシェーマを加えたもの，C，D：同症例の胸部CT画像.
胸部X線では右CP angleが深く，黒く，くっきり切れ込んでいます（B —）．◌で囲んだあたりを左右で比べると，右側で透過性が亢進しています．CTでは意外と右肺の虚脱が大きいです（C）．右横隔膜付着部付近に空気が多く集まっているのがわかります（D◌）．

まとめ

- 虚脱した肺が見えなくても水平線があれば気胸の証！
- 臥位の場合は横隔膜の深い溝（deep sulcus sign）

心の一首

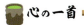

水平線 見えたら気胸 注意せよ 臥位では見えぬ 肺尖の線

参考文献

1）「Pleural Diseases, 5th edition」（Light RW），Lippincott Williams & Wilkins, 2007

2）Kong A：The deep sulcus sign. Radiology, 228：415-416, 2003

3）Sabbar S & Nilles EJ：Images in clinical medicine. Deep sulcus sign. N Engl J Med, 366：552, 2012

第6話

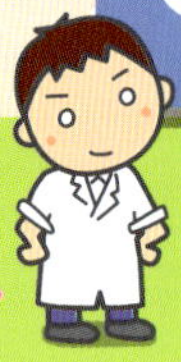

見逃しやすい肺野「かくれんぼするところはいつも同じ」

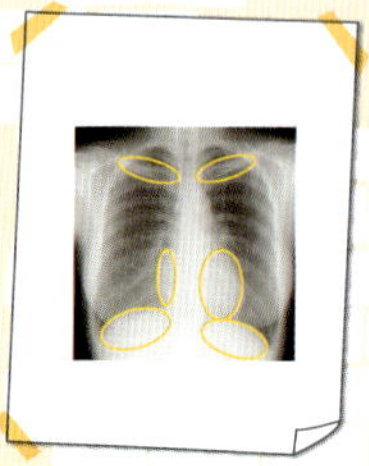

子どもの頃にした「かくれんぼ」．初めてやる場所だと見つけるまでに時間がかかりますが，同じ家の中だと隠れるところが決まってきて，何回かやるとすぐに見つけられるようになります．胸部X線写真も同じで，陰影が隠れるところはいつも同じです．ただ，はじめの頃は隠れやすい場所を知らないので，見つけにくいのです．今回は，陰影が隠れやすい場所を知り，鬼になったらすぐに見つけることができる（見逃さない）ようになりましょう．ちなみに英語でかくれんぼはhide and seekもしくはhide and go seekと言うようです．ルールそのまんまですね．

1 隠れやすい場所とは

胸部X線写真で異常陰影はだいたい白く見えます．肺野は黒く見えるので，黒の背景のなかに白があればすぐに見つけることができます．ということで，隠れやすい場所は，もともと白っぽい部分，すなわち，肺野と白い構造物が重なっている部分なのです．図6-1の○がかくれんぼの定番スポットです．左右の鎖骨の裏（後方），右心陰影の裏（後方），左心陰影の裏（後方），左右の横隔膜の下（後方）です．

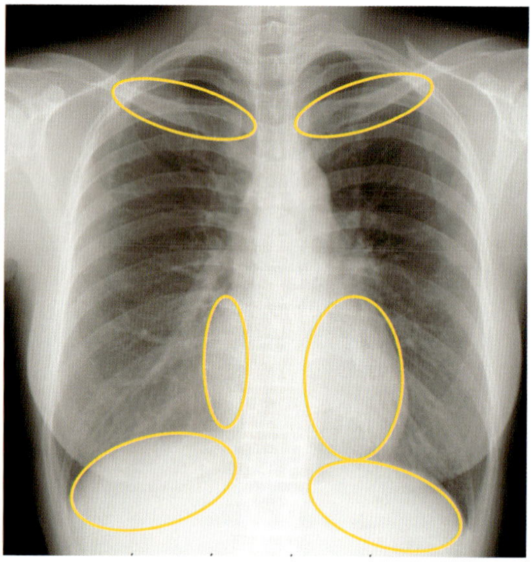

図6-1　胸部X線正面像でのかくれんぼの定番スポット（○）

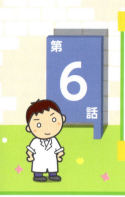

胸部X線の正面像で見えている横隔膜のライン（平坦な部分）は側面像で見ると，前方部分のみです（図6-2の━）．ここはX線が接線方向に入るので，線（正面像での横隔膜）として見えます．しかし横隔膜は後方に行くにつれて斜めに下がるので，その部分は正面からは線として認識できません．図6-2の◸で囲った部分は正面から見ると，先述の横隔膜のラインよりも下になります．この部分にも肺野があることをしっかり認識しておかなければなりません．「横隔膜の下は腹腔じゃないか」というツッコミはご遠慮ください．

最もよく見逃されるのは心陰影の裏（後方）です（私見）．この部分をCTで示したのが図6-3の□です．なかなかの面積（正確には体積）ですよね．特に左心陰影の裏が広いのがわかります．この部分はさまざまな陰影が出現しやすく，それでいて見逃されやすい部分なので，第8話で重点的に解説したいと思います．

これらに加えて，各肋骨や肩甲骨に重なる肺野が白く見えやすく，陰影が隠れやすい部分になります．

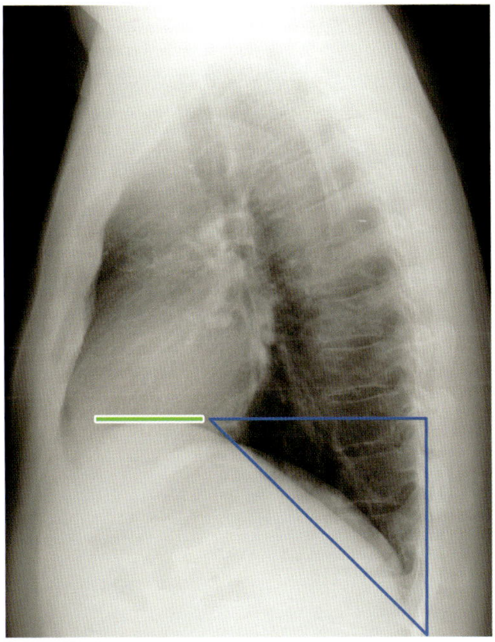

図6-2　胸部X線側面像での横隔膜の下とは？
正面から見える横隔膜のラインは━の部分です．◸の部分は正面から見ると「横隔膜の下」になり，見えにくいのです．

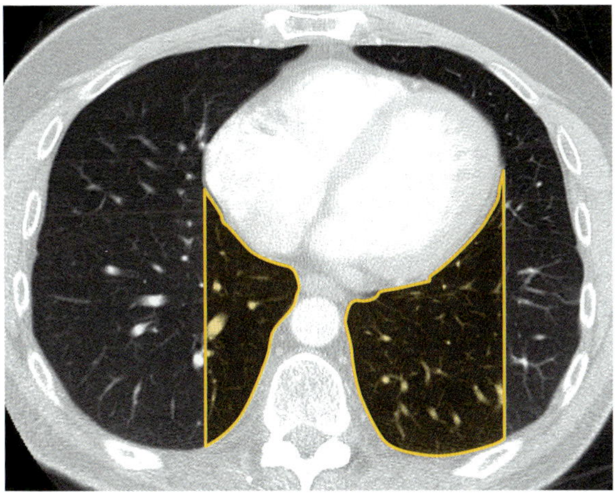

図6-3　CTで見る心陰影の裏（後方）
特に左心陰影の裏が意外と広いのがわかります．

2 実践！ かくれんぼ陰影

それでは症例を見ていきましょう．

まず図6-4Ⓐはいかがでしょうか？ 気管が蛇行していたり，右下肺に淡い陰影があるのは今は無視していただいて，前述のかくれんぼの定番スポットを探しましょう．すると右鎖骨の裏が怪しいのがわかるでしょうか．図6-4Ⓑのように拡大して印をつけるとすぐにわかります．CTで見ると腫瘤影が鎖骨の裏に隠れています（図6-4Ⓒ➡）．

続いて図6-5Ⓐに行きましょう．誰にでも見える（かくれんぼに参加していない）右上肺野の腫瘤影はないものとして見てみましょう．かくれんぼの定番スポットの1つ，左鎖骨の裏が怪しいですね．こちらも拡大するとわかりやすくなります（図6-5Ⓑ）．CTではやはり左肺尖部に腫瘤影を認めます（図6-5Ⓒ➡）．図6-4Ⓐも図6-5Ⓐも見つける**ポイントは左右差**です．鎖骨と第1肋骨が重なる部分は正常でも骨が2本重なるので白っぽく見えますが（図6-6），その白さに左右差があればおかしいと考えましょう．

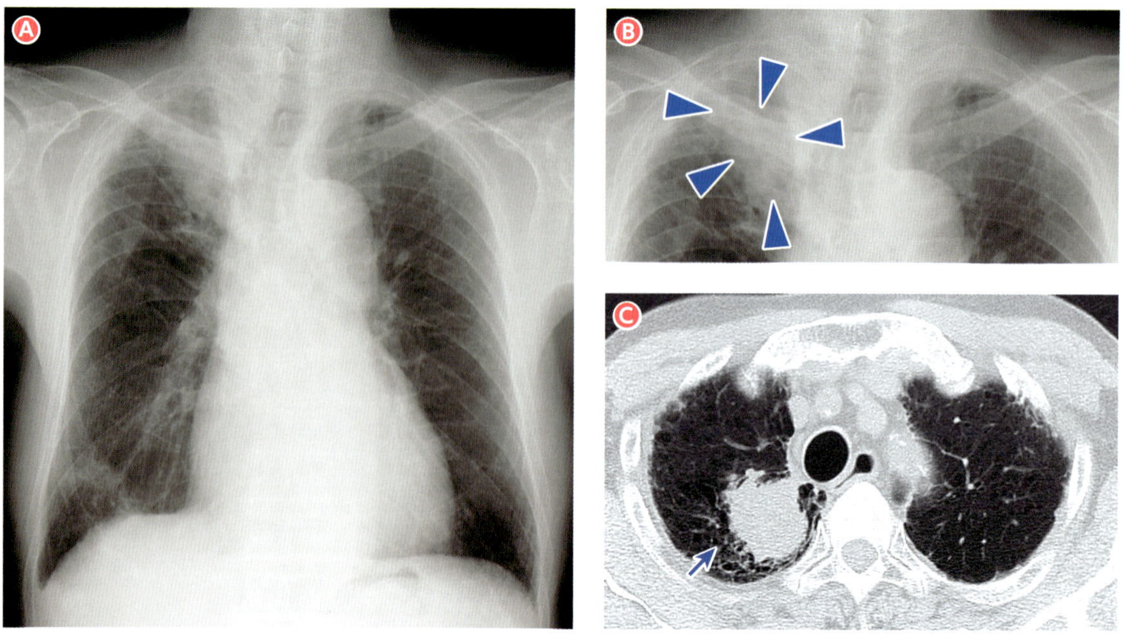
Ⓐ
Ⓑ
Ⓒ

図6-4　右鎖骨裏にかくれんぼ

Ⓐ：胸部X線正面像，Ⓑ：Ⓐの拡大図，Ⓒ：CT．

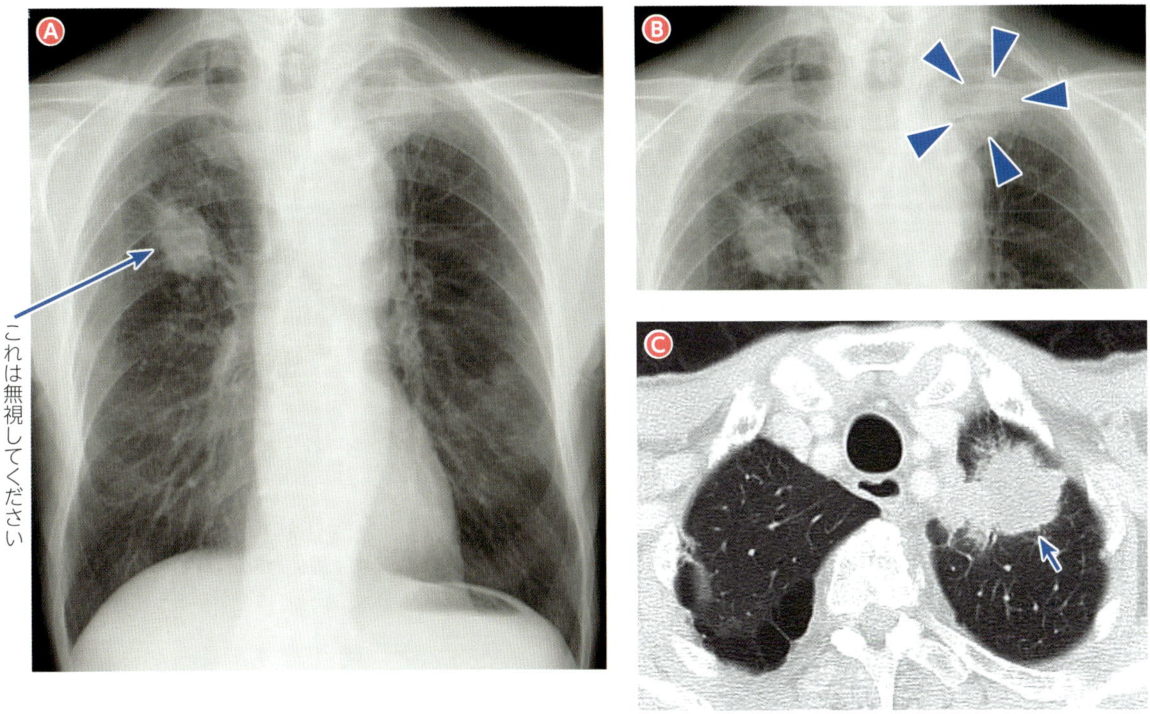
A
これは無視してください
B
C

図6-5　左鎖骨裏にかくれんぼ
Ⓐ：胸部X線正面像，Ⓑ：Ⓐの拡大図，Ⓒ：CT.

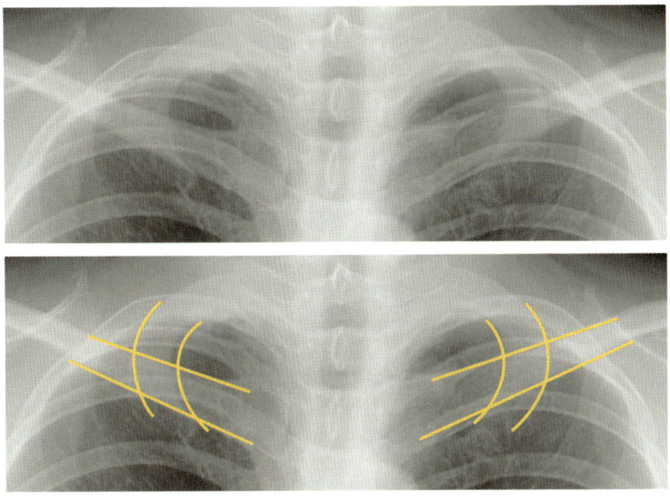

図6-6　正常の肺尖部の見え方
鎖骨と第1肋骨の重なる部分の白さの**左右差**に注意しましょう.

では図6-7Ⓐを見てみましょう．今度は次の定番スポット，横隔膜の下です．ちょっと印刷だと画質の問題でわかりにくいですが，拡大してみると確かに結節影を認めます．乳房からも外れているので乳頭でもなさそうです（図6-7Ⓑ）．CTでは右下葉の背側に結節影を認めます（図6-7Ⓒ➡）．この部位は図6-2で言うと◸の部分です．小さい子がここに隠れていると，なかなか見つけることができません．

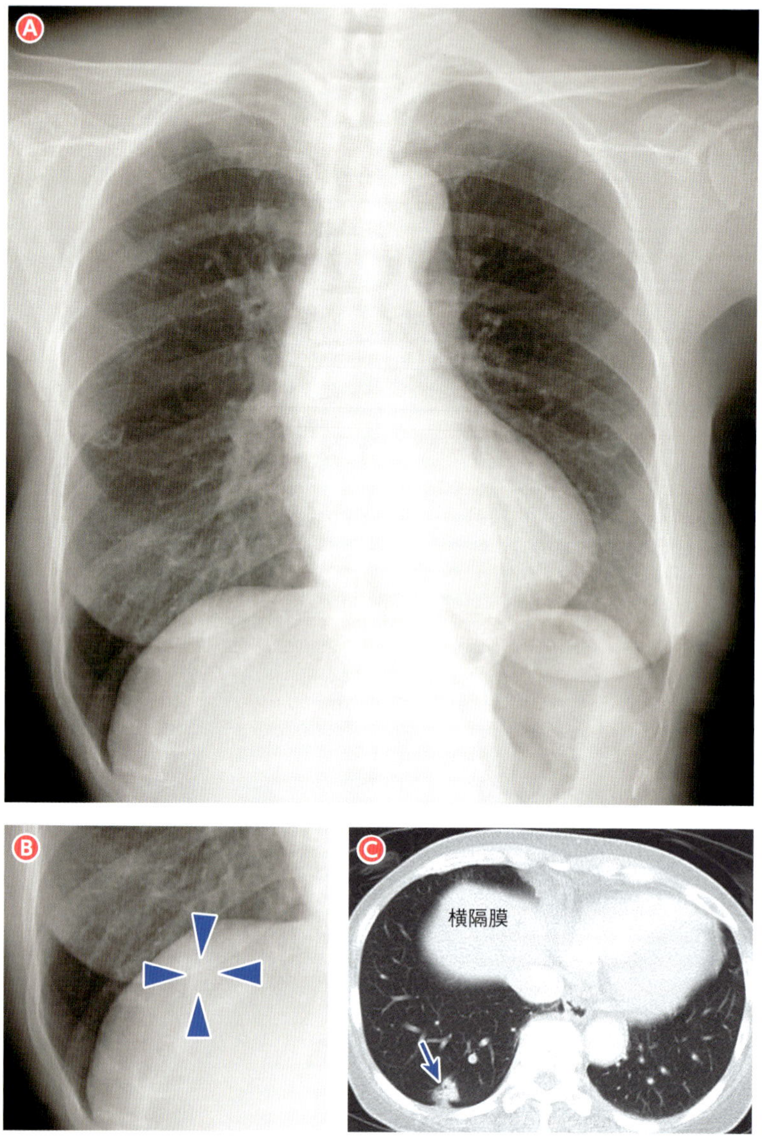
Ⓐ
Ⓑ
Ⓒ
横隔膜

図6-7　右横隔膜の下にかくれんぼ
Ⓐ：胸部X線正面像，Ⓑ：Ⓐの拡大図，Ⓒ：CT.

気をとり直して，図6-8Ⓐはいかがでしょうか？ これは図6-1の○で示した部分ではなく，それ以外の部分です．各肋骨や，それらが重なる部分にも要注意です．胸部X線写真で肋骨は後ろ側（背側）と前側（腹側）の両方が写っています．範囲を絞って注目してみるとよくわかります（図6-8Ⓑ）．やはり**ポイントは左右差**です．図6-8Ⓐでよく左右を比べてみましょう．CTでは肋骨のすぐ裏に結節影を認めます（図6-8Ⓒ）．

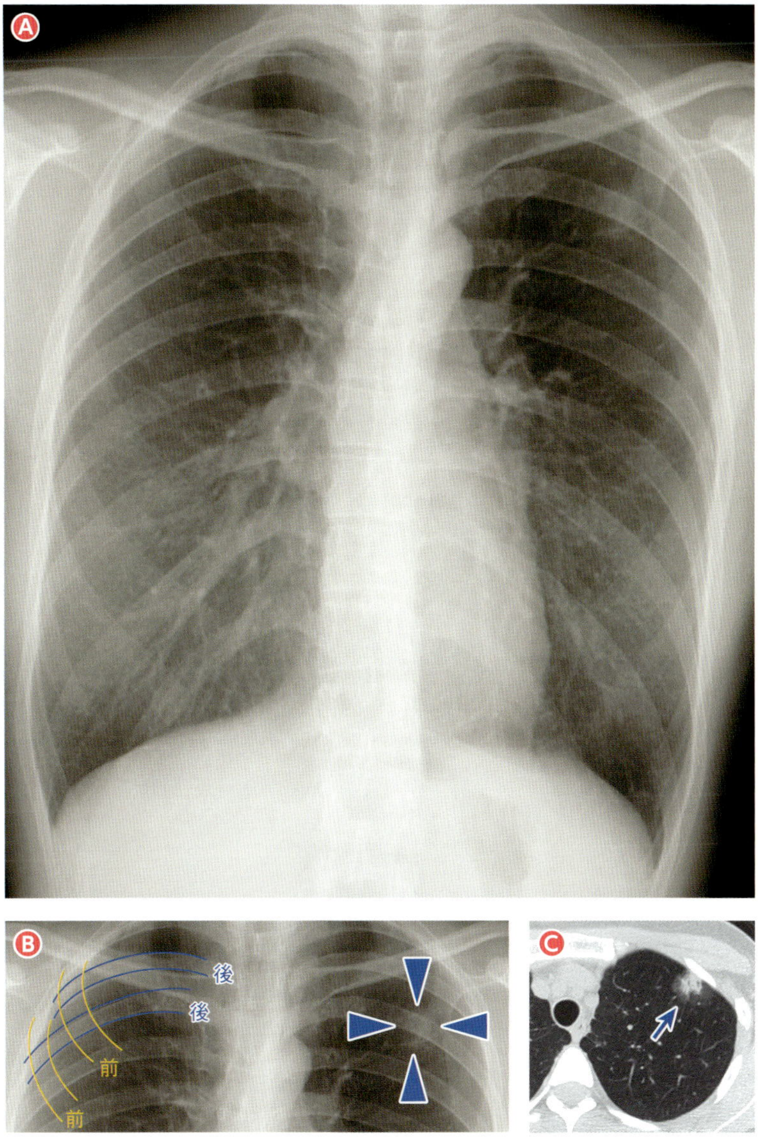
Ⓐ
Ⓑ
後
後
前
前
Ⓒ

図6-8　肋骨に重なってかくれんぼ

Ⓐ：胸部X線正面像，Ⓑ：Ⓐのトリミング画像，Ⓒ：CT．
前（腹）側，後（背）側の肋骨の重なりに注意しましょう．

最後に図6-9Ⓐを見てみましょう．この写真は正常と判断されても不思議はありません．CT（図6-9Ⓑ）では右上縦隔の構造物（上大静脈）の後ろに結節影を認めます．気管と接していないので，胸部X線写真では傍気管線もしっかり追えます．CTを見てから胸部X線

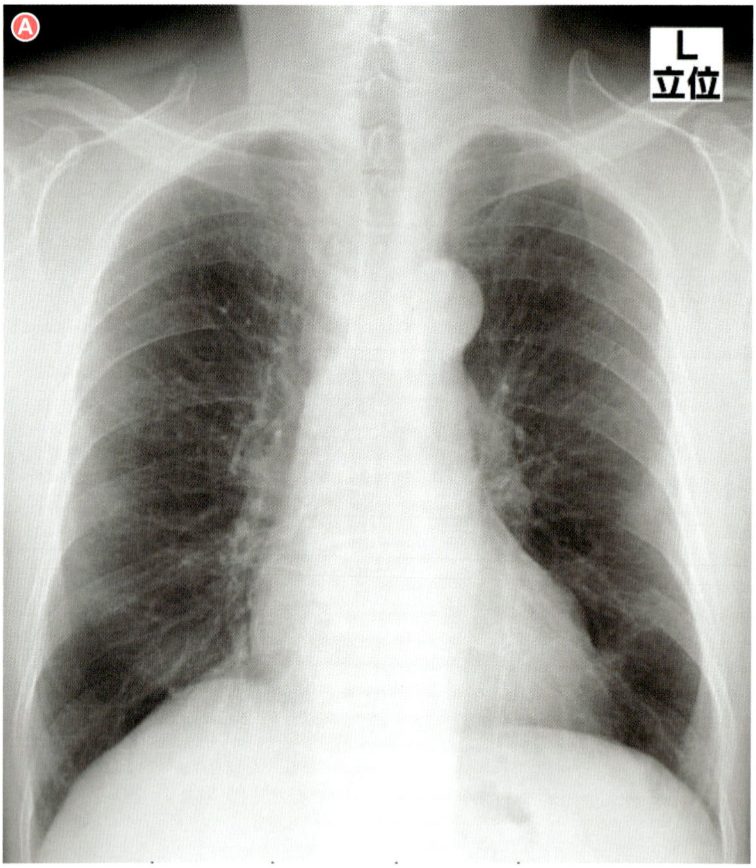
Ⓐ
L
立位

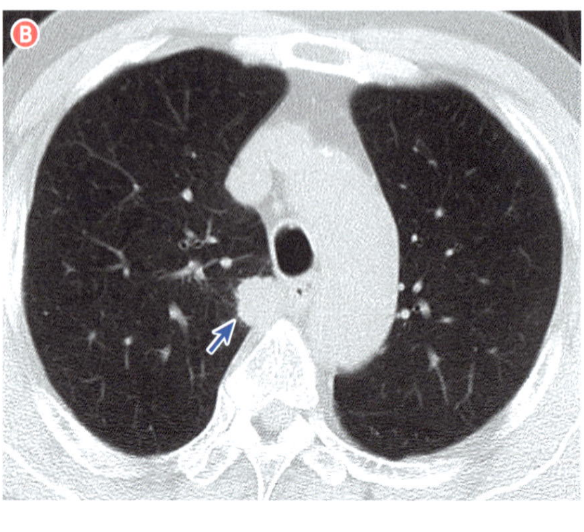
Ⓑ

図6-9　天井裏のウルトラC
Ⓐ：胸部X線正面像，Ⓑ：CT．
どうしても胸部X線写真では見つけられない陰影もあります．

写真を見直すと，気管右側の上大静脈から腕頭静脈のラインが少しぼやけていて怪しく感じられますが指摘するのは困難です．天井裏に隠れるように絶対に見つけられない隠れ場所もあります．隠れている人を忘れて鬼が帰ってしまうパターンです．胸部X線写真には限界があることも知っておきましょう．

今回呈示したのはすべて肺癌の症例です．肺癌は初期には症状が出現しにくく，見逃すと恐ろしい病態です．逆にERや入院時にたまたま撮影した胸部X線写真で早期診断できれば予後改善につながります．これからもしっかり勉強していきましょう．

まとめ

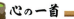

- かくれんぼは何かの裏や重なりの部分！
- 鎖骨の裏，心陰影の裏，肋骨の重なり，横隔膜の下は特に注意！
- 鎖骨の裏，肋骨の重なりは左右差で読影！

今回も恒例の無理矢理な一首．多少の字余り，字足らずはご理解ください．

心の一首

異常影 隠れる場所は 決まってる 鬼の目で探せ 何かの裏

第7話

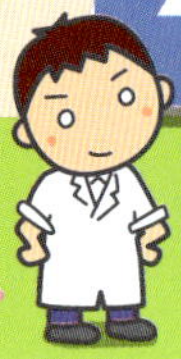

やっぱりシルエットサイン「影絵の原理と場所」

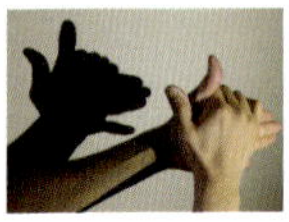

今回はシルエットサインの基本的な考え方について学んでいきましょう．やはり胸部X線写真の読影でこの概念の理解は外せません．「silhouette」には「影絵，輪郭」という意味があります．もともとはフランス語のようです．スペルからもわかるようにシェルエットではなくシルエットです．

1 シルエットはなぜできるか，影絵で考える

なぜ線（シルエット）ができるのか，そしてなぜその線が消えるのかを影絵を使って考えてみましょう．図7-1のようなモデルを用意します．使用するのはスマホのライト，トイレットペーパーの芯，綿棒の容器，ティッシュの箱です．

これらを図7-2Ⓐのように並べます．土台のティッシュ箱の上（水色の部分）を左肺（左胸腔）としましょう．綿棒の容器を心臓，トイレットペーパーの芯を下行大動脈（Ao）に見立てます（図7-2Ⓑ）．手前のスマホ側が人間の後（背側），壁側が前（腹側）になります．スマホのライトをX線に例えると，後→前像（P→A像）であることがわかります（図7-2Ⓑの➡方向）．壁に投影された影が胸部X線写真正面像であり，図7-2Ⓑの－が下行大動脈左縁の線（シルエット），－が左心陰影の線です．実際の画像では図7-2Ⓒのようなイメージになります．このように青・赤両方の線がはっきりと投影されます．

ここでもう1品，整髪料や化粧品のフタを用意します．これを病変に見立てます．まずは心臓（綿棒の容器）に接しない位置で，心臓の前方に置いてみましょう．投影された影を見てみると，心陰影に重なって新たな影ができるものの，左心陰影の線は残っています（図7-3Ⓐ）．

同じように心臓に接しない位置で，今度は心臓の後ろ側に病変を移動させます．心臓と接していないため，この場合も左心陰影の線はしっかり追うことができます（図7-3Ⓑ）．

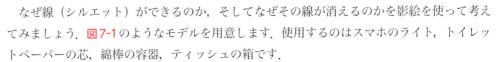

次はいよいよ心臓に接するように病変を置いてみましょう．すると，なんということでしょう！ 左心陰影の線が消えてしまいました（図7-3Ⓒ）．これがシルエットサイン陽性という状態です．もっと言うと左心陰影のシルエットサイン陽性です．**線が消えることを陽性と呼ぶ**のです．ちょっとややこしいですね．

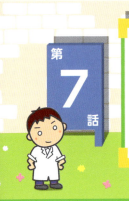

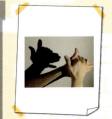

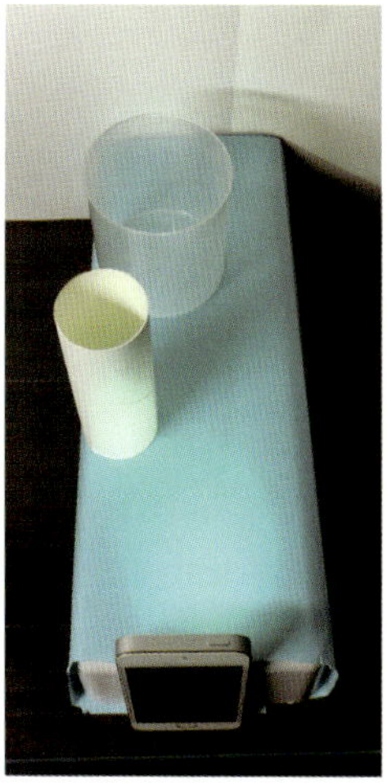

図7-1　シルエットサインを理解するモデル

スマホのライト，トイレットペーパーの芯，綿棒の容器，ティッシュ箱を用意し，壁にくっつけて置きます．

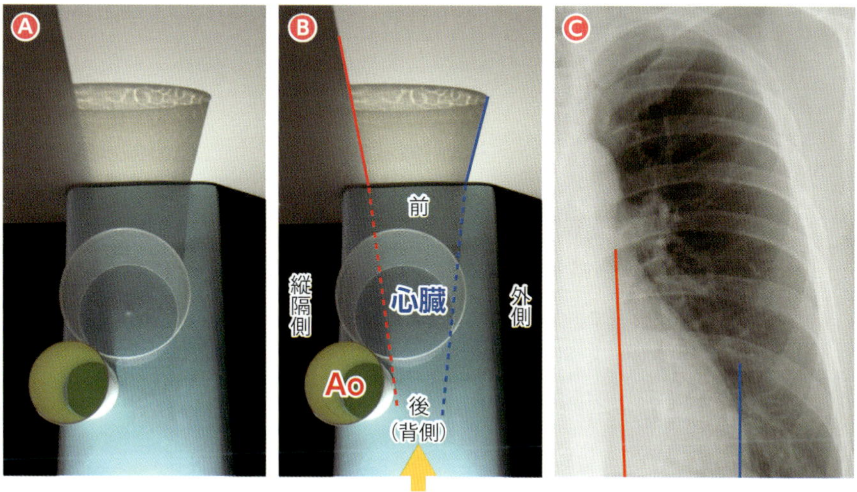
Ⓐ
Ⓑ
前
縦隔側
心臓
外側
Ao
後
（背側）
Ⓒ

図7-2　モデルで見る胸部X線写真

Ⓐ：左胸腔に見立てて配置
土台のティッシュ箱の上（水色の部分）を左肺（左胸腔），綿棒の容器を心臓，トイレットペーパーの芯を下行大動脈（Ao）としましょう．

Ⓑ：Ⓐにシェーマを追加
手前のスマホ側が人間の後（背側），壁側が前（腹側）になります．スマホのライトはX線です（➡）．投影された影が胸部X線写真であり，—が下行大動脈左縁の線，—が左心陰影の線です．

Ⓒ：Ⓐ，Ⓑを実際の胸部X線にしたイメージ
—と—はⒷと対応しています．

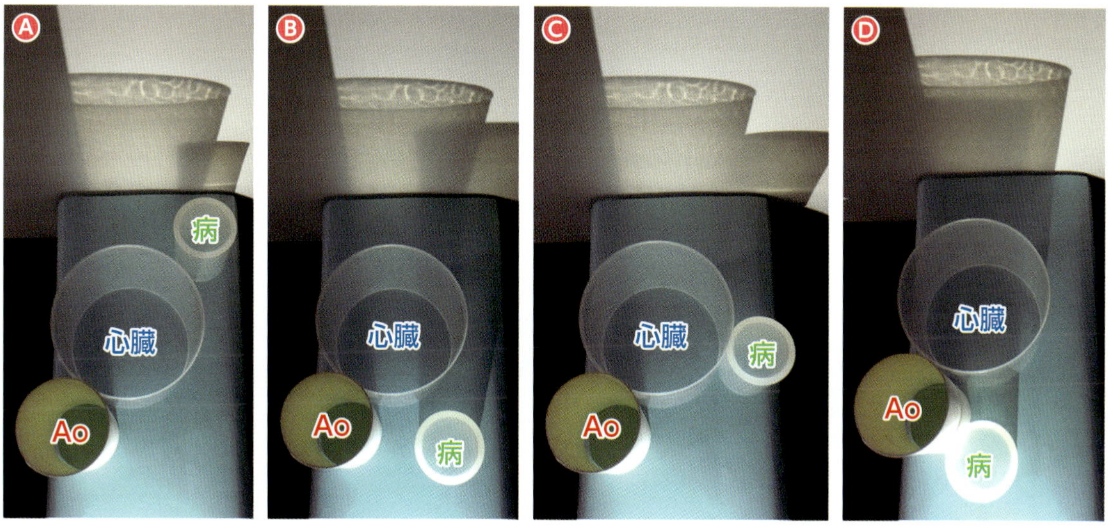
Ⓐ
病
心臓
Ao
Ⓑ
心臓
Ao
病
Ⓒ
心臓
病
Ao
Ⓓ
心臓
Ao
病

図7-3　モデルで見るシルエットサイン

Ⓐ：心臓の前の病変
整髪料や化粧品のフタを病変に見立てます．心臓（綿棒の容器）に接しない位置で，心臓の前方に置いてみます．投影された影を見てみると，心陰影に重なって新たな影ができるものの，左心陰影の線は消えずに残っています（しっかり追えます）．心臓陰影に重なっていますが，シルエットサインは陰性です．

Ⓑ：心臓の後ろの病変
この場合も陰影は心陰影に重なっているものの，左心陰影の線はしっかり追うことができます．

Ⓒ：心臓に接する病変
左心陰影の線が追えません．左心陰影のシルエットサイン陽性です．

Ⓓ：下行大動脈に接する病変
下行大動脈の線が追えません．下行大動脈のシルエットサイン陽性です．

最後に下行大動脈に接した位置に病変を置いてみましょう．すると今度は下行大動脈の線が心陰影の背側で追えなくなりました．正確に言うと下行大動脈左縁の線なのですが，胸部X線では右縁は見えないので，本書では単に下行大動脈の線と呼びます．これが下行大動脈のシルエットサイン陽性の状態です（図7-3Ⓓ）．

これが線（シルエット）が消える原理です．線が消える・追えなくなる＝隣に接して病変がある，ということです．

実はこのモデル，作るのになかなか苦労しました．はじめは実質臓器を意識して透明なプラ版で作った容器に水を入れていたのですが，水による光の屈折作用でうまく影ができず，試行錯誤の末，半透明の容器が一番うまく影ができました．ちょうど子どもが夏休みの工作をしていたので，「フェルソンのシルエットサインを解明する！」という題名で，夏休みの自由研究としてやらせようと思ったのですが，おそらく学校の先生に意味を理解してもらえず，親の介入が見え見えなのでやめておきました．

2 正常なときに見える線をスケッチ

胸部X線写真正面像で確認しなければならない線（輪郭・シルエット）は，① **下行大動脈の左縁**，② **心陰影**，③ **横隔膜**の3本です．心陰影と横隔膜は左右にあるので，合計5本なのですが，人間は一度に3つまでしか覚えられないので，3本とします．図7-4でこの3本を確認しておきましょう．電子カルテ全盛の時代ですが，線のみでスケッチする癖をつけておくと，シルエットサインが常に意識できます．

研修医の先生に線だけでスケッチしてもらうと，図7-5Ⓐにように下行大動脈の下の方と横隔膜の内側を描いてくれないことが多いのです．図7-5Ⓑのように意識して描けるといいですね．

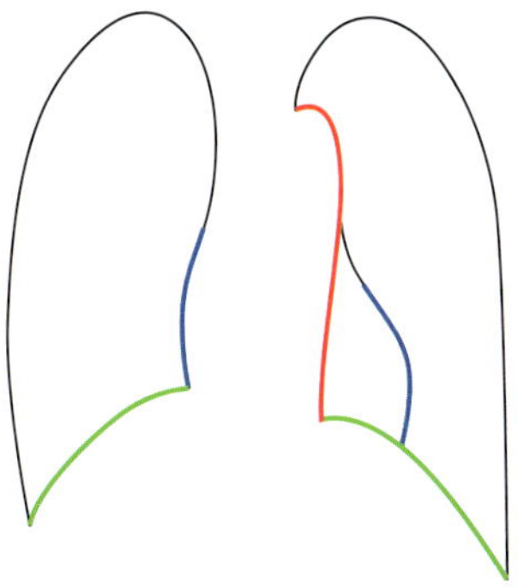

図7-4　胸部X線写真正面像で確認すべきシルエット

確認しなければならない3つの線．
下行大動脈の左縁（―），心陰影（―），横隔膜（―）の3本を確認しましょう．

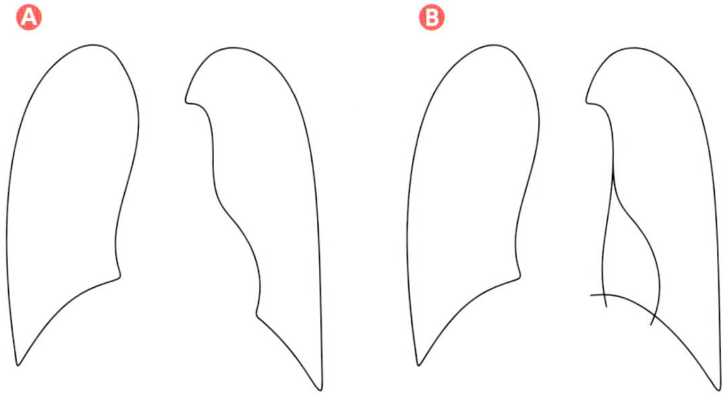

図7-5　3本の線を意識したスケッチ

Ⓐ：下行大動脈下部と左横隔膜の一部を見落としたスケッチ（よくあります）．
Ⓑ：3本の線を意識した望ましいスケッチ．

3 3本の線と肺区域番号の対応

医学生時代の教育の名残か，シルエットサインというと肺区域の番号を覚えないと読影できないと考えている人がいますが，全くそんなことはありません．線が消えることで，陰影がどこと接しているかがわかればいいのです．ただ「○○のシルエットサイン陽性なので，○番に陰影あり！」と言えるとカッコイイのも事実です．余裕のある人は3つの線がそれぞれ肺のどの区域と接するかを確認しておきましょう．

図7-6を見てください．まず心陰影の線（—）はS5に接します．S5というと右では中葉，左では（上葉の）舌区です．右中葉は図7-6の■で示した部分になりますが，だいぶ下の方にあるのがわかります．中葉＝中肺野にあるわけではないのです．心臓の横にあることをイメージしましょう．

下行大動脈の左縁（—）は心陰影の裏のあたりでS10に接します．下行大動脈のまっすぐなラインのイメージで「1」，心陰影の裏の丸いイメージで「0」を連想してS10と覚えましょう．両脇の5を足して5＋5＝10で覚えてもよいでしょう．横隔膜は両側の斜めの線（—）がカタカナの「ハ」に見えるので，そこから漢字の「八」をイメージしてS8と覚えましょう．

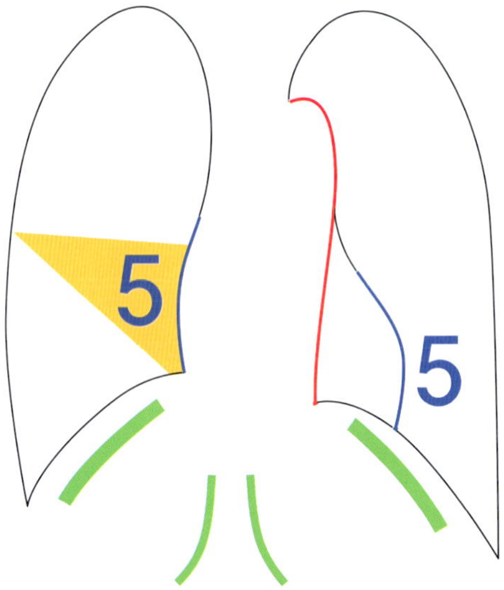
5
5

図7-6　シルエットと肺区域の関係

両側の心陰影の線（—）はS5，下行大動脈の左縁（—）は下部でS10，に接します．下行大動脈のまっすぐなラインのイメージで「1」，心陰影の裏の丸いイメージで「0」を連想してS10と覚えましょう．両脇の5を足して5＋5＝10で覚えてもよいでしょう．横隔膜は漢字の「八」をイメージしてS8と覚えましょう．■部分は右中葉を示しています．

4 症例で見るシルエットサイン

まずはどこの線が消えているか，追えないかを考えてみてください．

図7-7Ⓐを見てみましょう．両肺に散在する小結節影は無視してください．左心陰影の線が途中で追えなくなり，その横に腫瘤影があるのがわかりますね（図7-7Ⓑ）．左心陰影のシルエットサイン陽性であり，この影は心臓と接していると考えられます．CTを見ると予想通り心臓に接した腫瘤影を認めます（図7-7Ⓒ）．

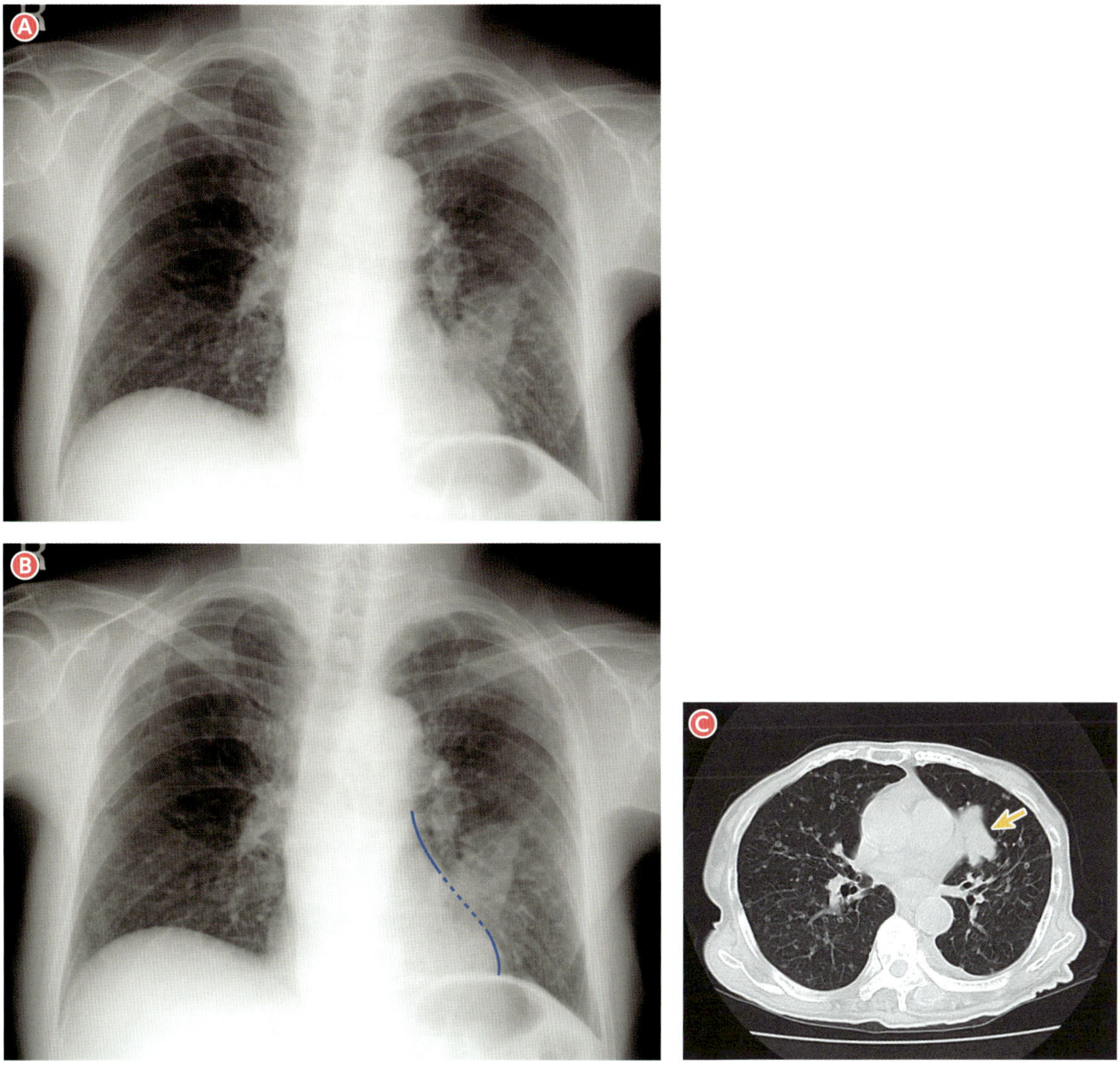
A
B
C

図7-7　左心陰影のシルエットサイン陽性

Ⓐ：胸部X線正面像，Ⓑ：Ⓐにシェーマを加えた図，Ⓒ：CT画像．
左心陰影の線（──）が途中で追えなくなっています（- -）．CT画像では同部位に接する腫瘤影を認めます（➡）．

続いて図7-8Ⓐを見てみましょう．ベッドサイドで坐位で撮影されており，鎖骨の位置からもわかるようにあまりよい条件ではありませんが，右心陰影の線が途中で追えなくなっています（図7-8Ⓑ）．右心陰影に接しているので中葉（S5）に何やら影がありそうです．CTでは右中葉の無気肺を認めます（図7-8Ⓒ）．この高さだと下葉じゃないの？ と思った人は図7-6で中葉の位置を思い出してみましょう．

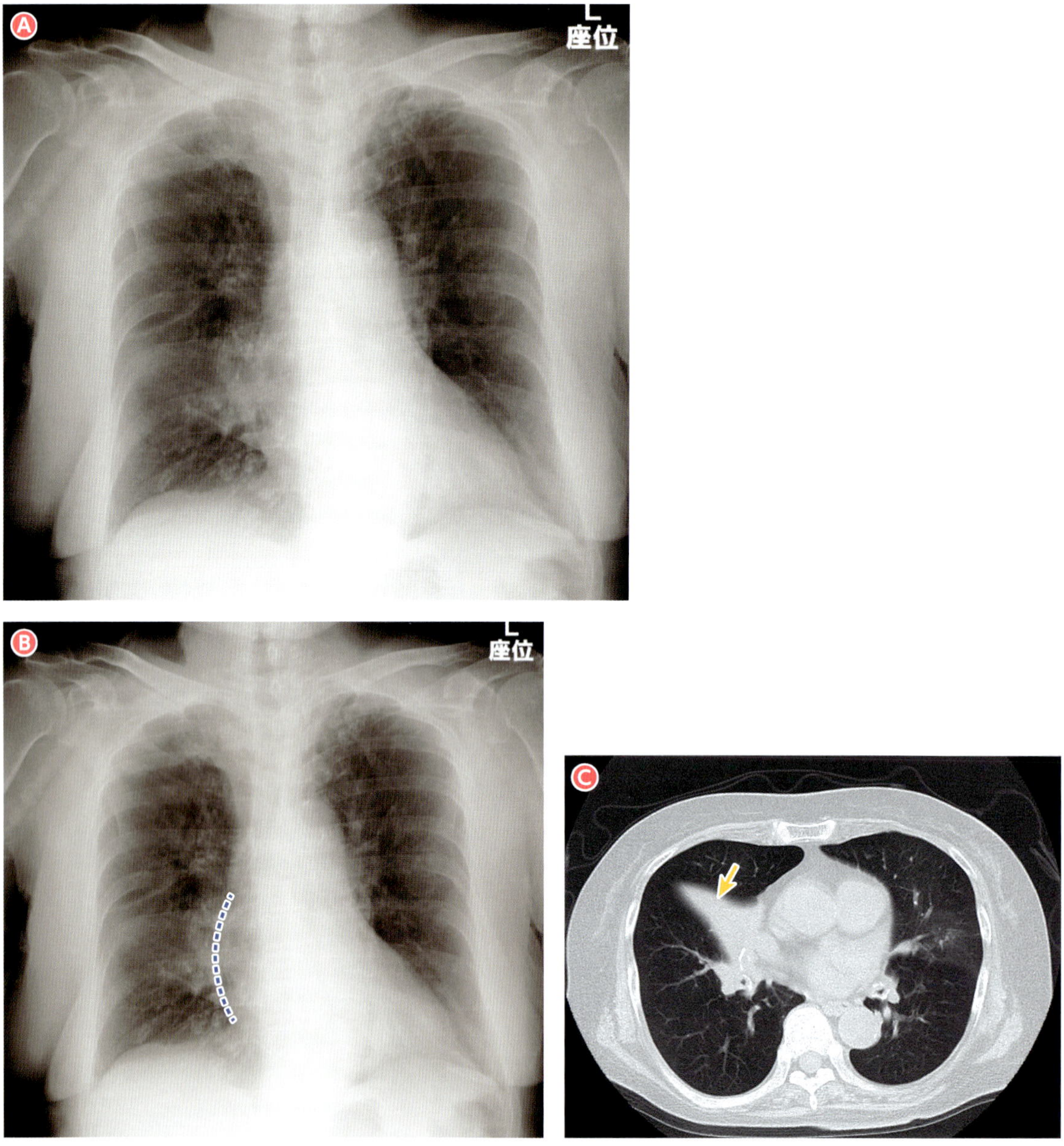

Ⓐ
L
座位
Ⓑ
L
座位
Ⓒ

図7-8　右心陰影のシルエットサイン陽性

Ⓐ：胸部X線正面像，Ⓑ：Ⓐにシェーマを加えた図，Ⓒ：CT画像．
右心陰影の線が追いにくくなっています（– –）．CT画像では心陰影に接する右中葉の無気肺を認めます（→）．

図7-9Ⓐは誰が見ても右下肺野に陰影があるのがわかりますよね．重要なのは，横隔膜の線が追えなくなっている（消えている）ので（図7-9Ⓑ），この影は横隔膜に接している（S8にある）ということです．CTでその位置関係を確認しましょう（図7-9Ⓒ，Ⓓ）．

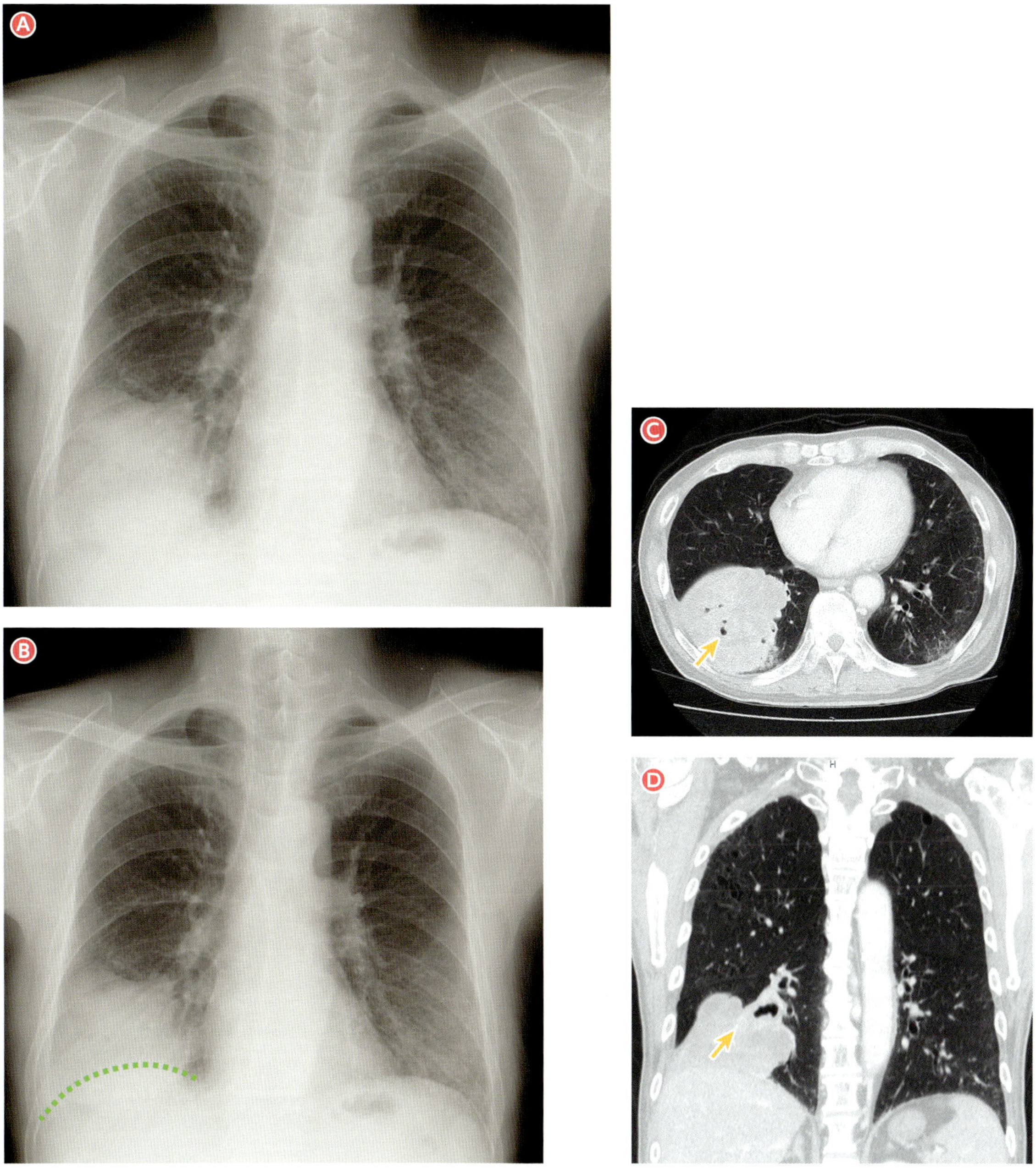
Ⓐ
Ⓑ
Ⓒ
Ⓓ

図7-9　右横隔膜のシルエットサイン陽性

Ⓐ：胸部X線正面像，Ⓑ：Ⓐにシェーマを加えた図，Ⓒ：CT画像（体軸断），Ⓓ：CT画像（冠状断）．
右横隔膜の線が消失しています（- -）．CT画像では右横隔膜に接する腫瘤影を認めます（➡）．

最後に図7-10Ⓐはいかがでしょうか．少しわかりにくいかもしれませんが，大動脈弓・下行大動脈の上部の線に注目してみましょう．今までの症例のように線が追えない，消えているというわけではないのですが，線が追いにくく，線がぼやけています（図7-10Ⓑ）．CTを見てみると，淡い浸潤影が大動脈弓に接して存在しています（図7-10Ⓒ）．

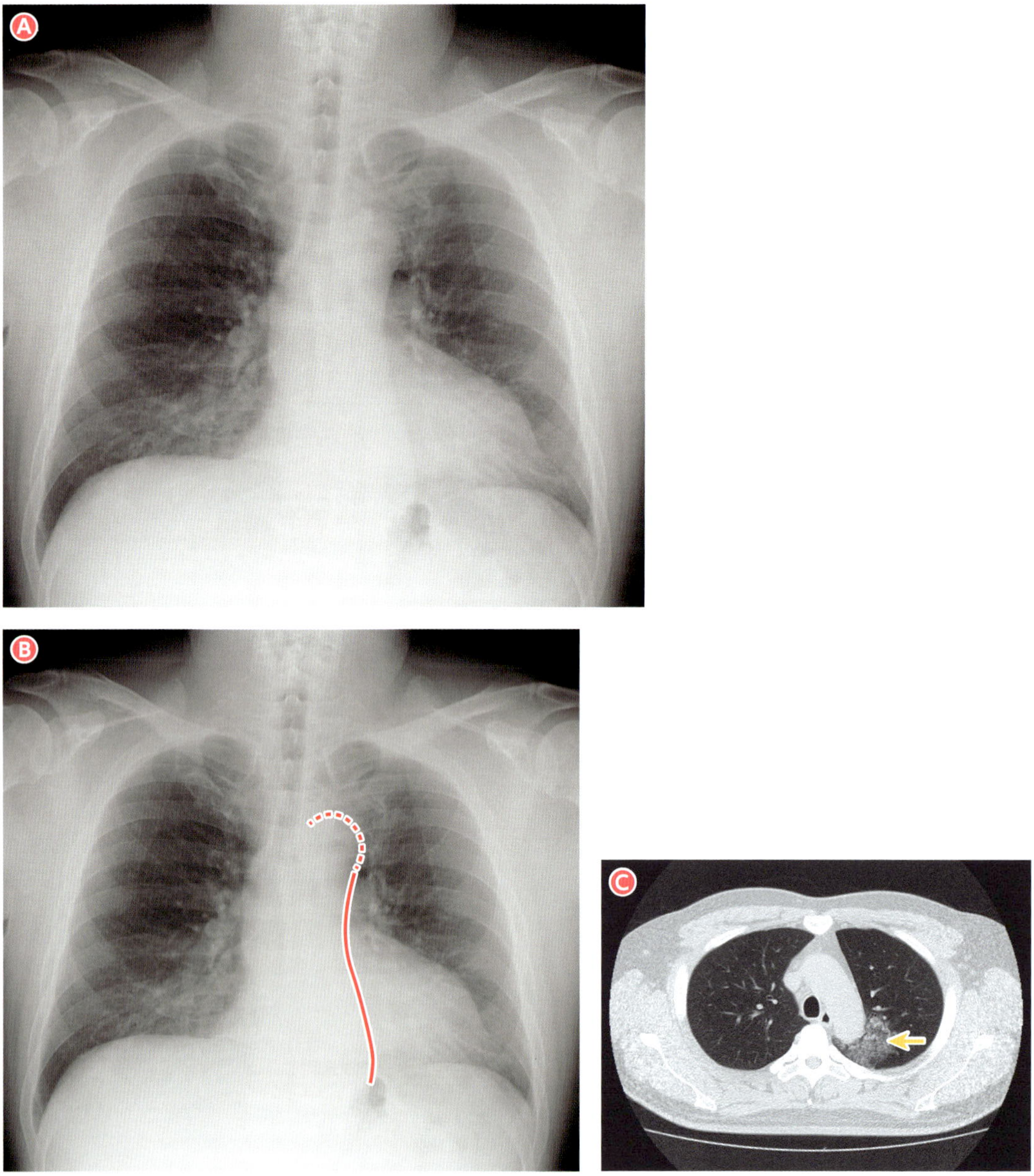
A
B
C

図7-10　大動脈弓のシルエットサイン陽性

Ⓐ：胸部X線正面像，Ⓑ：Ⓐにシェーマを加えた図，Ⓒ：CT画像．
大動脈弓部の線は追えるものの，ぼやけています．CT画像では同部位に淡い浸潤影が接しているのがわかります（→）．

濃い（白い）陰影が輪郭に接すると，輪郭の線は完全に消えるのですが，薄い（淡い）陰影が接するとぼやけるだけになるので注意しましょう．

このように，シルエットサインのいいところは，微妙な白黒の濃淡を判断するのではなく，線を追えるか，追えないかを判断するので，救急外来や病棟で撮影した多少条件の悪い写真でも判断しやすいことにあります．線を追うことに意義があるので，シルエットサインというよりは，シルエットラインと考えた方がわかりやすいかもしれません（シルエットが輪郭という意味なので，「輪郭の線」だと意味がかぶっていますが…）．

まとめ

- 下行大動脈，心陰影，横隔膜，3本の線を追う！
- 線が見えない，途切れている，ぼやけているのは病変が接している証！
- S5, 8, 10の位置をイメージで覚えてしまおう！

心の一首

シルエット 輪郭追おう 3つの線 途切れていれば 横に陰あり

第8話

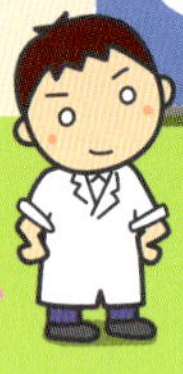

左下葉の陰影「LLLのLサイン」

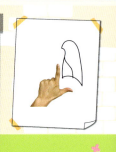

第8話では，いよいよ（やっと？）本書の核心に斬り込んでいきます．私の経験上，最も研修医の見逃しの多い場所であり，異常を認める頻度が高い部分，左下肺野に注目していきます．特に心陰影背側の左下葉です．左下葉は英語で**Left Lower Lobe**と呼ばれ，LLLと略します．腹部大動脈瘤をAAA（トリプルエー）と呼ぶ人がいますが，胸部X線写真の読影では「トリプルエルに浸潤影があります」という表現はしませんのでご注意ください．

1 まずは解剖から

第6話で，心陰影背側や横隔膜の下（というか後ろ）は見逃しやすい部分の1つだと学びました．左肺は8個の区域（segment）に分かれています．右肺には10個の区域があるのですが，左肺はS1と2が一緒になっていて，S7がないので8個の区域になります．S1＋2，3，4，5が上葉で，S6，8，9，10が下葉です．ここに深く踏み込むと眠くなってしまう人がいるので，今回は左下葉に限定します．側面から見た左下葉（図8-1Ⓐ）を平屋の一軒家だとしましょう．この家は傾斜地に建っています．地面にあたる部分は横隔膜で，その下の茶色部分は腹腔です．玄関が高い部分にあり，奥（後）に行くと崖になっています（図8-1Ⓑ）．この場合，S6は屋根裏・ロフト部分になります．そして部屋は玄関（前）から奥（後）に向けてS8→9→10と並んでいます（図8-1Ⓒ）．仕事が終わって夜遅く家に帰り，玄関のドアを開けてまずやることはパチッ（8）と電気をつけることですよね．玄関を入ったところはS8と覚えましょう．このS8・9・10は下葉のなかでも底区と呼ばれ，胸部X線正面像で心陰影の背側・横隔膜の下（後ろ）に相当するのです．

2 2本のラインに注目！

胸部X線写真（正面像）には左下葉に関係する重要なラインが2本あります．下行大動脈左縁のラインと左横隔膜のラインです（図8-2Ⓐ，Ⓑ）．下行大動脈は後ろ側（背側）にありますから，下部はS10に接しています．また第6話で説明したように，正面像における横隔膜のラインは，前方の水平な部分を見ていますから，ここには玄関のある**S8が接してい**

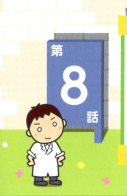

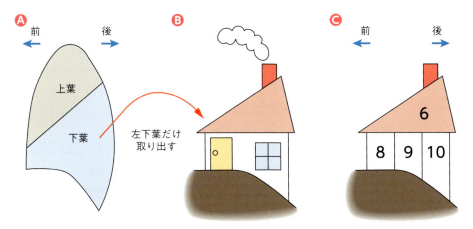
A
前
後
上葉
下葉
B
左下葉だけ
取り出す
C
前
後
6
8
9
10

図 8-1　左下葉の解剖(側面像)

赤い屋根部分がS6，玄関を入ってすぐの部屋（前方・腹側）がS8，一番奥の部屋（後方・背側）がS10です．横隔膜のラインは玄関のドアの下側の線により形成されます．煙突は下行大動脈であり，家の脇を突き抜けて地面に達します．よって下部はS10に接しています．ちなみに煙は大動脈弓を示しています．

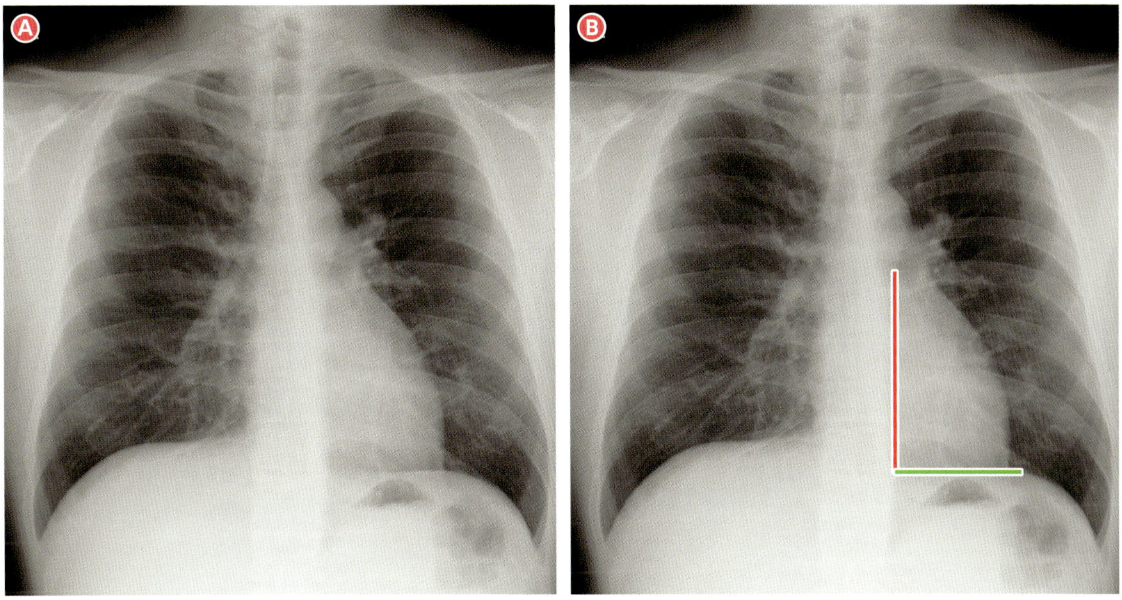
A
B

図 8-2　左下葉の2つのライン

A: 正常像，B: Aに2本のラインを加えたもの

Bのように，下行大動脈左縁のライン（—）と左横隔膜のライン（—）を同定しましょう．この写真だと区別しづらいですが，下行大動脈左縁のラインと椎体左縁のラインを間違えないようにしましょう．

ることになります．覚えやすくシェーマにすると図7-6（p70）のようになるのでしたね．復習のつもりでもう一度確認してみましょう．

3 LLLのLサイン

左下葉，特に底区と呼ばれるS8・9・10に浸潤影が出現してX線写真上で白くなると，前述の２本のラインが消失します．**第７話**で学んだシルエットサインの原理です．しかしながらこの２本は見逃されることが多いので，必殺技の登場です．胸部X線で左下葉を評価するときは左手を図8-3のように出しましょう．そしてこの２本のラインがしっかり見えているか確認するのです．Lの字になっているので，名付けて「**LLLのLサイン**」です．これは単に左下葉のシルエットサインのことなのですが，左下葉の無気肺などを扱った教科書や論文[1)～5)]で言及されていないので，一応オリジナルということにしておきましょう．このLの字は**第７話**で解説した３本の線の一部です．くり返しになりますが，それだけ見逃しが多い部位なので，ここで違う角度からも強調しておきます．

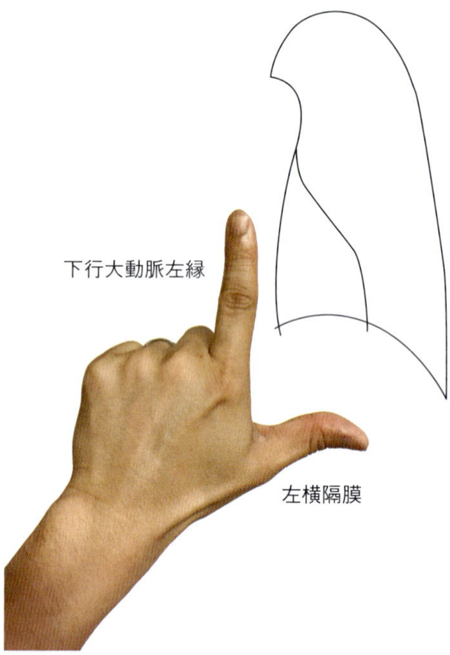
下行大動脈左縁
左横隔膜

図8-3　左手で「LLLのLサイン」
左手（**L**eft）で左下葉（**LLL**）の**L**サインなのでLばかりですが，覚えやすいでしょう！

4 なぜこの部位に陰影が出やすいのか？

図8-1を見てわかるように，左下葉というのは解剖学的に下側（尾側）かつ後ろ側（背側）に位置しています．このため，ADLが低下していたり，入院中だったりすると喀痰や分泌物を喀出しにくく，重力的に貯留しやすくなります．臥位だと血流が背側優位になり，うっ血しやすかったり，血流に乗って全身をめぐるサイトカインが背側肺に炎症を起こしやすくなります．さらに心臓・縦隔の自重により，心陰影の背側の肺野は圧迫されやすく，虚脱しやすく，無気肺にもなりやすいのです（図8-4）．

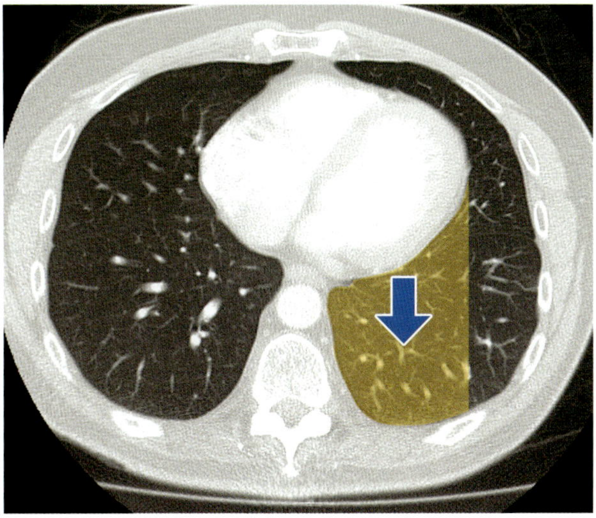

図8-4　心陰影背側が虚脱しやすい理由

臥位だと心臓や縦隔自身の重さ（自重）が背側の肺野にかかり，圧迫され，虚脱しやすいことがわかります．

5 実際の症例

ここからは実際の症例をじゃんじゃん見ていきましょう．図8-5Ⓐは気管切開されている患者の院内肺炎です．この日のプレゼンで研修医の先生は「熱発していて喀痰も増えていますが，胸部X線写真で浸潤影は認めませんでした」と言っていました．しかし，ここまで本書を読んだあなたならLLLのLの字が見えないのにお気付きですよね（図8-5Ⓑ）．肺炎が起こる前の写真（図8-5Ⓒ）と比較すると一目瞭然です．ラインの有無なので，このように比較画像と多少条件が異なってもわかりやすいのです．

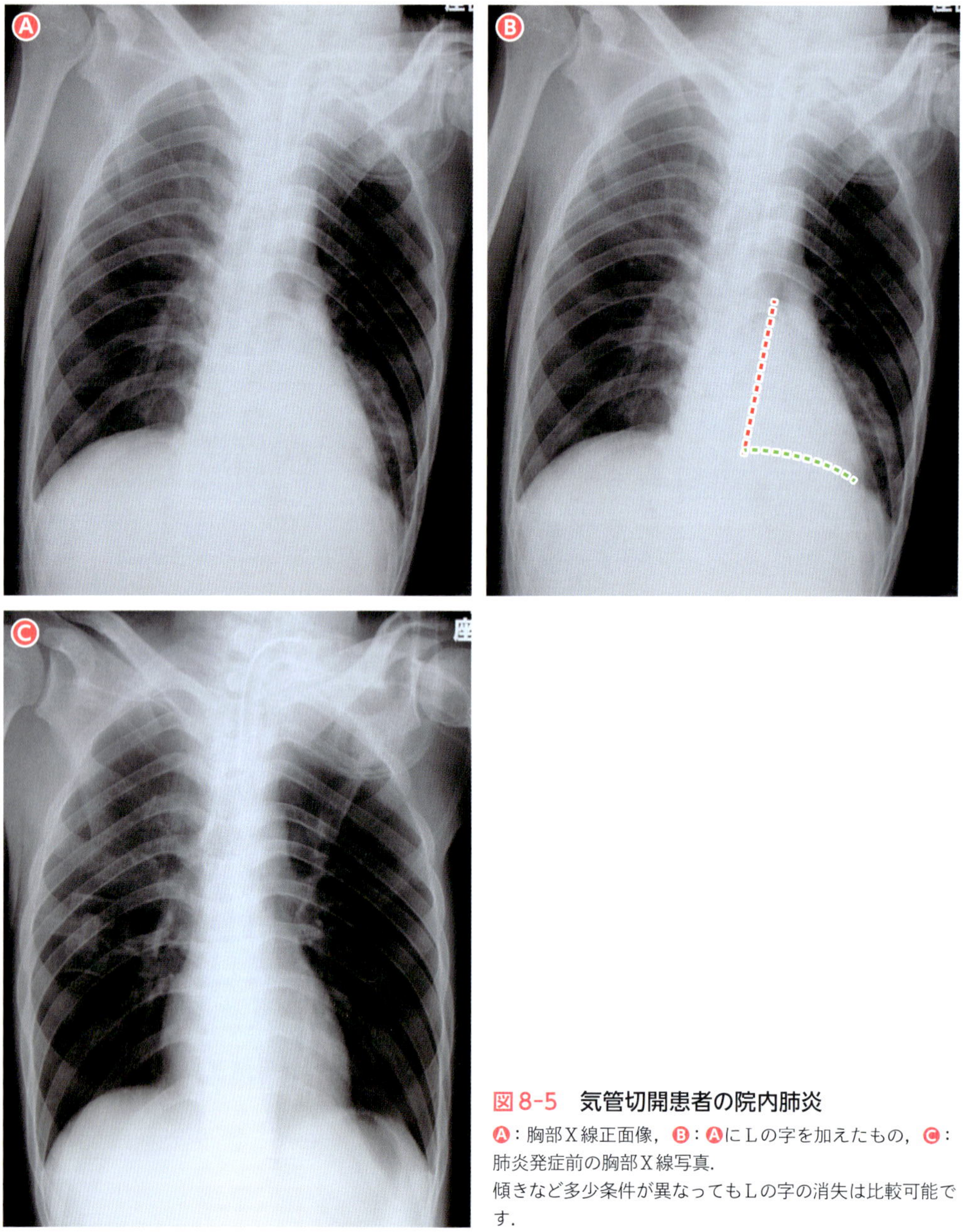

A
B
C

図8-5　気管切開患者の院内肺炎

Ⓐ：胸部X線正面像，Ⓑ：ⒶにLの字を加えたもの，Ⓒ：肺炎発症前の胸部X線写真．
傾きなど多少条件が異なってもLの字の消失は比較可能です．

図8-6Ⓐはいかがでしょうか．肺野を見ると左心陰影の横に少し浸潤影が見えますが，そこは主な病変ではありません．図8-6Ⓑで示すように見事にLの字が消失しているので，左底区を中心とした濃厚な浸潤影があることがわかります（図8-6Ⓒ）．**線が全く消える＝濃厚な陰影**なのです．

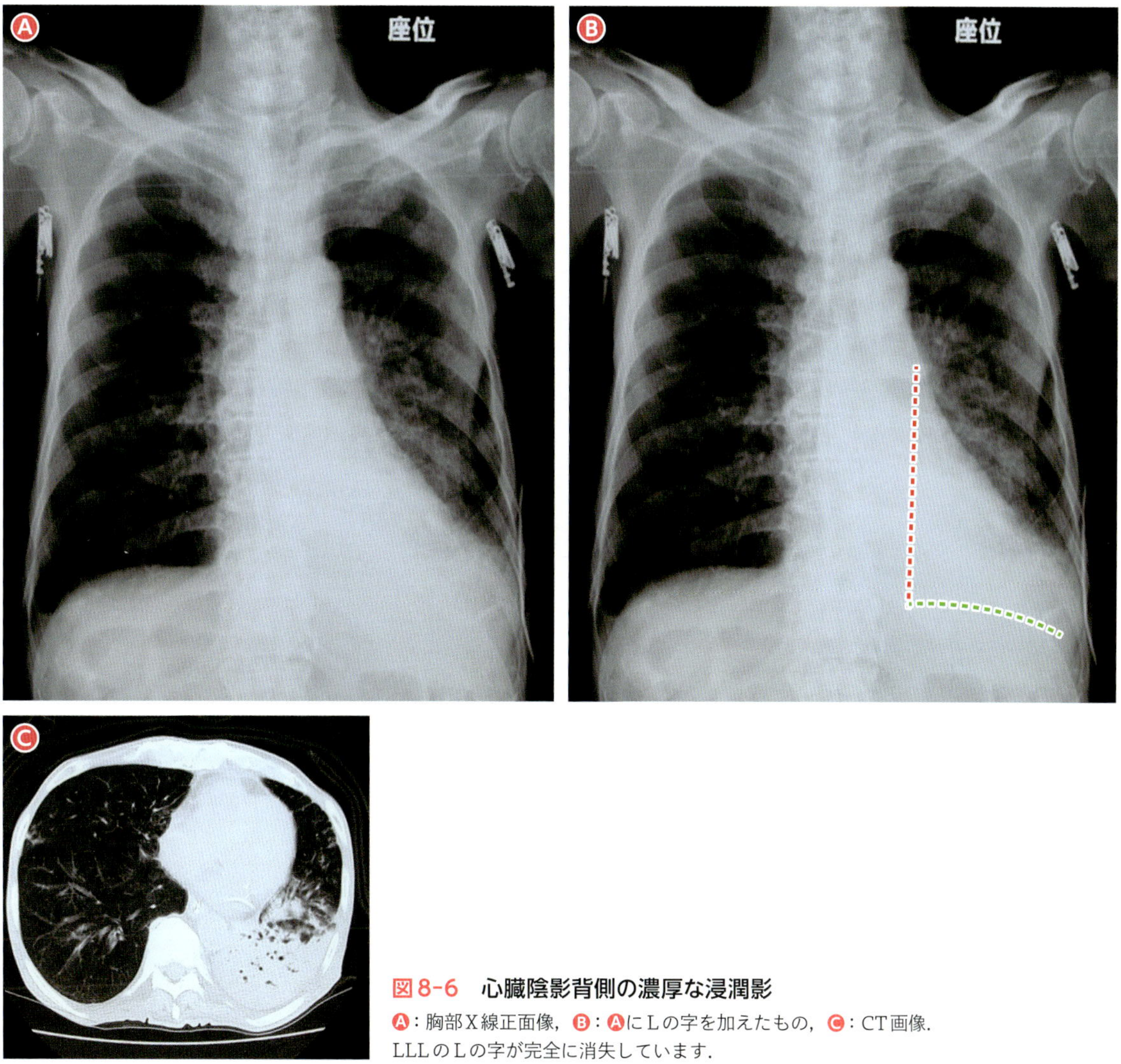
Ⓐ
座位
Ⓑ
座位
Ⓒ

図8-6　心臓陰影背側の濃厚な浸潤影
Ⓐ：胸部X線正面像，Ⓑ：ⒶにLの字を加えたもの，Ⓒ：CT画像．
LLLのLの字が完全に消失しています．

図 8-7 Aは少し難しいでしょうか？ 以前の皆さんなら見逃していたのではありませんか．Lの字はすべて消失しているのではなく，下行大動脈のラインの下部，横隔膜のラインの一部が見えにくくなっているのがわかります（**図 8-7 B**……）．CTを確認すると，S10に下行大動脈と横隔膜に一部接する浸潤影を認めます（**図 8-7 C**）．**このように線の一部だけ追えないこともよくあります**．

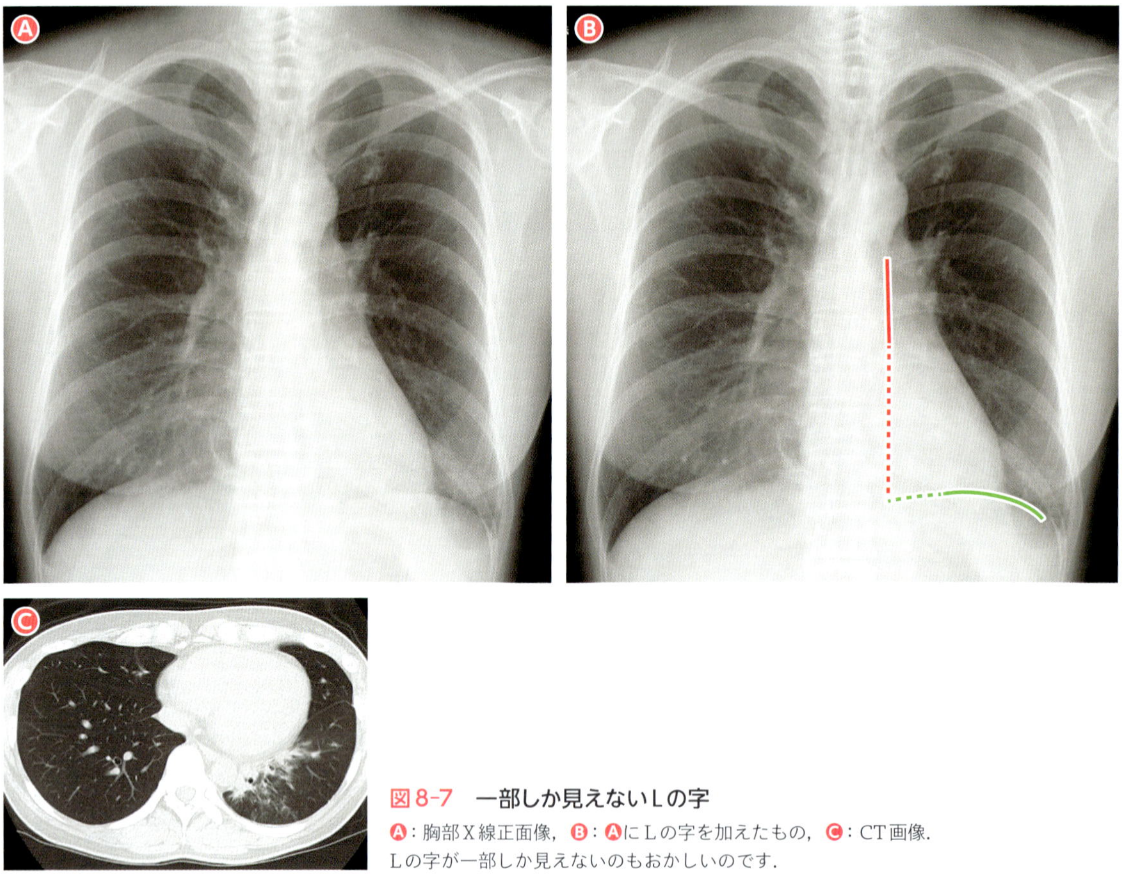

A
B
C

図 8-7　一部しか見えないLの字

A：胸部X線正面像，B：AにLの字を加えたもの，C：CT画像．
Lの字が一部しか見えないのもおかしいのです．

最後の症例は呼吸困難，意識障害，ショック状態で救急搬送された患者です（図8-8Ⓐ）.「右肺が全体的に白いなー，肺炎による敗血症性ショックかなー」などと考えてはいけません．図8-8Ⓑに示すようにLの字が見えません．よく見れば下行大動脈のラインが左心陰影よりも外側に張り出しているのがわかります（図8-8Ⓑ—）．下行大動脈のラインがわからなくてもLの字が見えないことで何かがおかしいと考えることができます．救急外来ならエコーをあてて，ビンゴ！ですが，わかりやすいように図8-8Ⓒ，Ⓓに造影CTを提示しておきます．大動脈瘤そのものと，それに圧迫されて虚脱した肺によりLの字が消失していたのです．大動脈瘤が右胸腔にも穿破して血胸になっているので，右横隔膜の線も消失しています（図8-8Ⓑ···）.

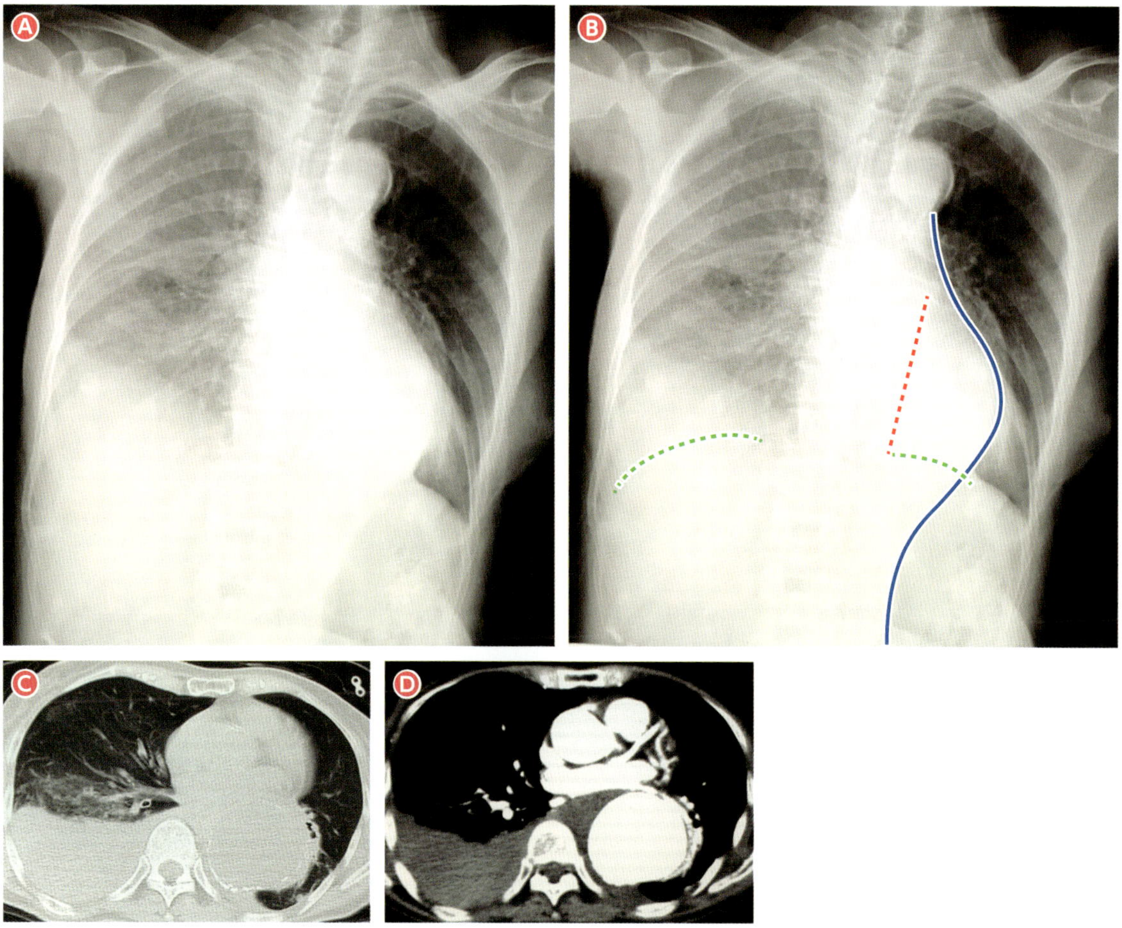

図8-8　呼吸困難・意識障害・ショック状態で救急搬送された患者

Ⓐ：胸部X線正面像，Ⓑ：Ⓐにシェーマを加えたもの，Ⓒ：CT画像（肺野条件），Ⓓ：造影CT画像（縦隔条件）.
右肺の白さに騙されないように！LLLのLの字だけでなく，横隔膜のライン（···）も消失しています．その証拠にCTで右胸水（血胸）を認めます．下行大動脈のラインは左側に大きく張り出しています（—）.

6 おわりに

今回は立位PA像ではなく，病棟や救急外来において坐位や臥位で撮影した画像（いわゆるポータブルX線）をあえて多く提示しました．条件が悪くてもLLLのLサインが通用することをご理解いただけたでしょうか？ この法則は浸潤影だろうが，虚脱だろうが，無気肺だろうが通用します．肺野の評価は白さ，黒さなど相対的なものでなかなか難しいのですが，ラインが見えるか見えないかは，ある程度客観性があるので判断しやすいのです．しかし，左底区の陰影でも下行大動脈や横隔膜に接していない陰影はこのラインが消えないので注意が必要です．

まとめ

- 左下葉は病変の多い部分かつ心陰影背後なので見逃しやすい
- LLLのLサインは左下葉のシルエットサインの言い換え
- 常に左手を画像に添えて確認を

心の一首

見逃すな LLLの Lサイン 左下葉の S8と10

参考文献

1）「Chest Roentgenology」（Felson B），Saunders, 1973

2）Kattan KR & Wlot JF：Cardiac rotation in left lower lobe collapse. “The flat waist sign”. Radiology, 118：275-279, 1976

3）Ajlan AM, et al. “VVOI”: a swift hand motion in detecting atelectasis on frontal chest radiographs. Can Assoc Radiol J, 62：146-150, 2011

4）「Felson's Principles of Chest Roentgenology, A Programmed Text, 4th edition」（Goodman LR），Elsevier, 2014

5）「Diagnostic Imaging：Chest, 2nd edition.」（Rosado-De-Christenson ML, et al），Lippincott Williams & Wilkins, 2012

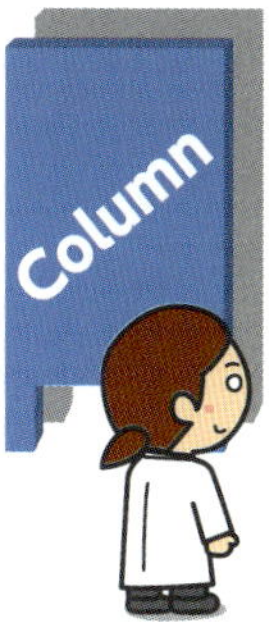
Column

内側のCP angle

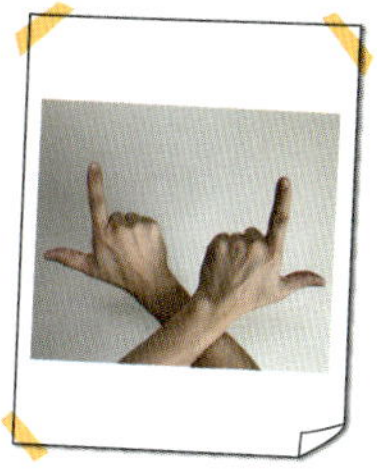

内側のCP angleとは

第5話ではCP angleを学びました．そして第7話と第8話ではシルエットサインと，その応用であるLLLのLサインを学びました．このように胸部X線写真にはいくつかのシルエット（辺縁，線）が存在するわけですが，それぞれの線の交点も存在します．両側の外側の胸郭（肋骨）と横隔膜の交点は肋骨横隔膜角であり，CP angleと呼ばれるのでした．角とかangleと呼ばれるだけあって尖（とが）って（sharp）いましたね．

その他の線の交点を探してみると，心陰影と横隔膜の線にも交点が存在します．図8-9の　の部分です．正確に言うと肋骨（costo-）とではなく，心臓（cardio-）と横隔膜（phrenic）との交点なので，cardiophrenic angleと呼ばれます[1)～3)]．これも略すとCP angleになるのはおそらく偶然です．また下行大動脈左縁と横隔膜の線にも交点が存在します（図8-9　）．ここ

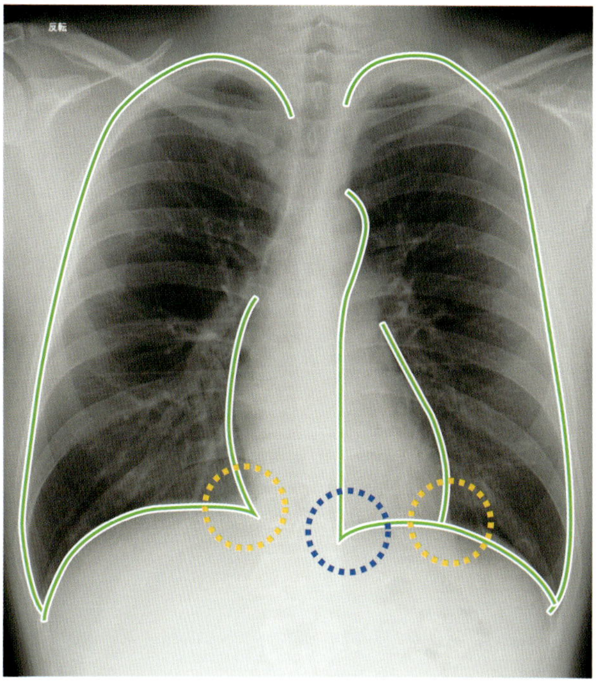
反転

図8-9　内側のCP angle

両側の心陰影と横隔膜の線の交点（　）．下行大動脈左縁と左横隔膜の線の交点（　）．本書ではこれらを総称して内側のCP angleと呼びます．

はaortophrenic angleとは呼ばれていないようです（いろいろ検索しても出てきません）．今まで学んできたのが外側の（本来の）CP angleとすれば，本書では心臓や下行大動脈左縁と横隔膜の交点を総称して勝手に**内側のCP angle**と呼びたいと思います．ちなみに脳外科でCP angleと言うと，小脳橋角部（cerebellopontine angle）になるので気を付けましょう．できるだけ略語は使わないことです．

内側のCP angleがない

内側のCP angleがない場合は，交差する2本のシルエット（線）が消えていることを意味します．それは第7話と第8話で学んだように消えている部分に接して陰影があるということです．内側のCP angleを形成する線は肺と縦隔の境界でもあるので，接する異常陰影は肺の病変だけでなく，縦隔の病変かもしれません．縦隔腫瘍やリンパ節，大動脈瘤などです．いずれにせよ**内側のCP angleが見えない＝シルエットサイン陽性**と同じ意味なので，異常と考えていいでしょう．図8-7を確認のためにもう一度見ておきましょう．大動脈左縁と横隔膜のシルエットサイン陽性とも言えますし，LLLのLサイン陽性とも言えますし，内側のCP angleがないとも言えますね．見逃しやすい部位は何重にも保険をかけておくと安心です．

内側のCP angleがdull

ここがこのコラムで言いたいことなのですが，内側のCP angleは見えるけれども，尖っていない場合，dull（blunt）な場合を考えてみたいと思います．

図8-10Ⓐを見てみましょう．両側の（本来の，外側の）CP angleはほぼsharpです．いくらCP angleがsharpと言っても，皆さんは「胃泡と左横隔膜のいい関係」を学びましたから，その距離が1 cm以上あることに気付くと思います（図8-10Ⓑ↔）．さらに左右の横隔膜の高さを比較して，左の方が高くなっていることに違和感を覚え，左胸水貯留の可能性を指摘できるはずです．それに加えてここでは内側のCP angleにも着目してみましょう．すると，大動脈左縁と横隔膜の交点がdullになっているのがわかります（図8-10Ⓑ◌）．CTを見ると左胸水貯留（図8-10Ⓒ→）と左肺底区の一部が無気肺になっています（図8-10Ⓒ→）．

内側のCP angleがdullになる原因として臨床的に頻度が高いのは心臓の周り（縦隔）についた脂肪です．pericardial fat padと呼ばれ，肥満の人によくみられます．痩せている人でも内臓脂肪のようなものなので，ないとは言えません[4]．この場合は左右の心陰影の下の方が，富士山の裾野のように広がって見えたり，心陰影と横隔膜の線の交点がぼやけて見えにくくなります．

図8-11Ⓐを見ると，左の心陰影が横隔膜に近づくにつれて見えにくくなり，心拡大があるように見えます（図8-11Ⓑ―）．CTを見ると，心臓はそれほど大きくありません（図8-11Ⓒ）．同じ画像をCT値を変え，脂肪を見やすい濃度にすると，皮下脂肪だけでなく心臓の周りにも脂肪がついているのがわかります（図8-11Ⓓ，Ⓔ→）．この脂肪により心陰影が大きく見えたり，内側のCP angleがdullになったり，ぼやけたりするのです．このpericardial fat padの厚さが心血管系リスクや心房細動と相関するという報告もあるぐらいなので[5)～8)]，CTで心臓の周りの脂肪の量を正確に測定すれば，メタボ検診で腹囲を測定するのと同じ意義があるのかもしれませんが，胸部X線写真の読影にはただの邪魔者です．心拡大，縦隔腫瘍，リンパ節，ヘルニアなどとの鑑別が必要になる場合もあります．

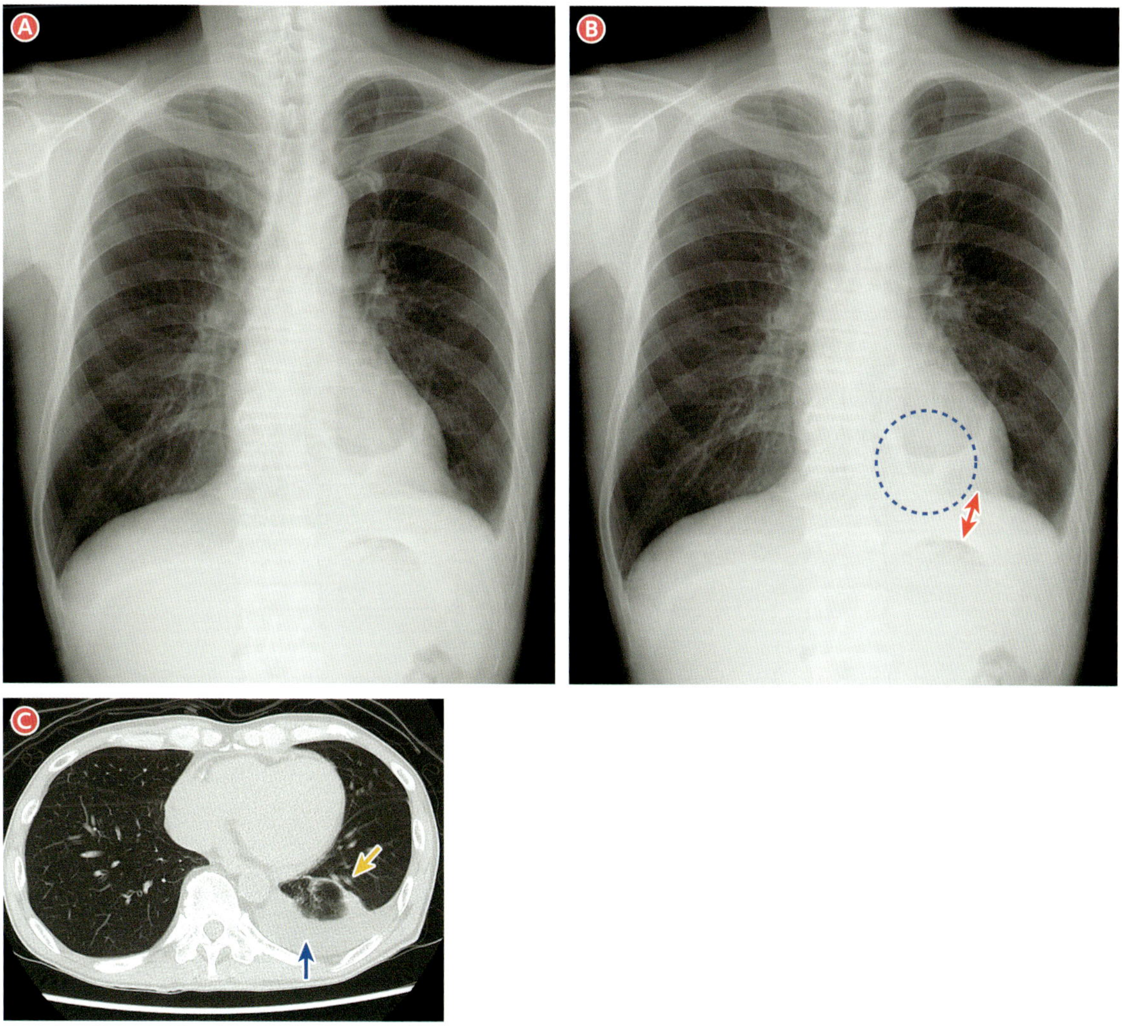
A
B
C

図8-10　内側のCP angle dull

Ⓐ：胸部X線正面像，Ⓑ：Ⓐにシェーマを加えた図，Ⓒ：CT（肺野条件）．
胃泡と左横隔膜の距離が開大し（Ⓑ↔），右よりも左の横隔膜が高くなっています．さらに内側のCP angleがdullになっています（Ⓑ◌）．CTでは左胸水（Ⓒ→）と左肺底区の一部が無気肺になっています（Ⓒ→）．

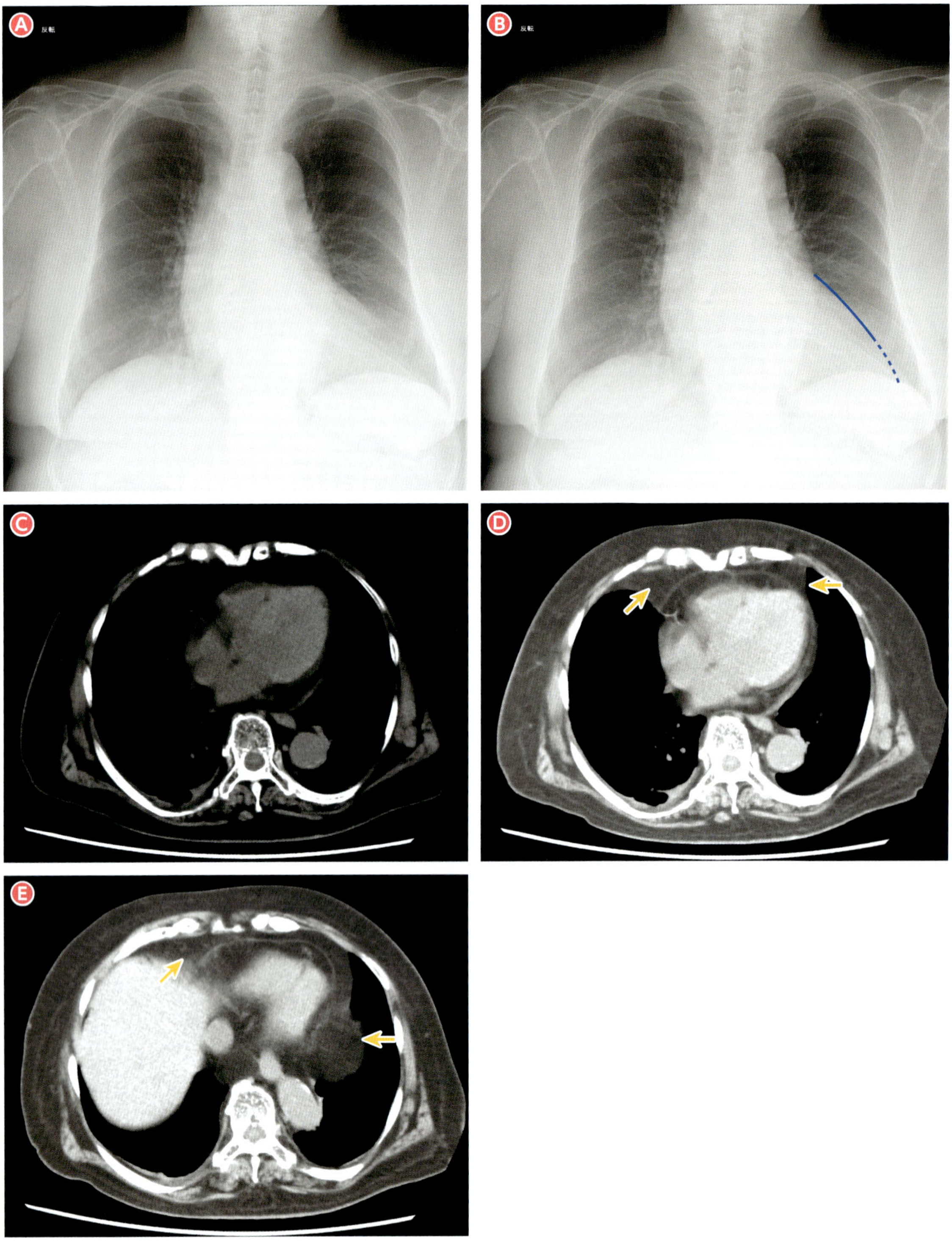
A
反転
B
反転
C
D
E

図8-11　pericardial fat pad

Ⓐ：胸部X線正面像，Ⓑ：Ⓐにシェーマを加えたもの，Ⓒ：CT（縦隔条件），Ⓓ：Ⓒと同じ画像のCT値を変化させたの，Ⓔ：Ⓓよりも尾側のCT．

左の心陰影が横隔膜に近づくにつれて見えにくくなり，心拡大があるように見えます（Ⓑ---）．CTを見ると，心臓はそれほど大きくありません（Ⓒ）．同じ画像をCT値を変え，脂肪を見やすい濃度にすると，皮下脂肪だけでなく心臓の周りにも脂肪がついているのがわかります（Ⓓ，Ⓔ→）．このpericardial fat padにより心陰影と横隔膜の交点（内側のCP angle）がぼやけてしまうのです．

まとめ

- 内側にもCP angleあり！
- 外側の本来のCP angleだけでなく，内側の尖りも確認しよう！

心の一句

アングルは 外だけでなく 内にあり

参考文献

1）Sedati P, et al：Right cardiophrenic angle mass. Gastroenterology, 138：e9-10, 2010

2）Pineda V, et al：Lesions of the cardiophrenic space: findings at cross-sectional imaging. Radiographics, 27：19-32, 2007

3）「cardiophrenic-angle」（ScienceDirect）：https://www.sciencedirect.com/topics/medicine-and-dentistry/cardiophrenic-angle（2019年2月閲覧）

4）「The Mediastinum：Radiologic Correlations with Anatomy and Pathology, 2nd edition」（Heitzman ER），Springer, 1988

5）Al Chekakie MO, et al：Pericardial fat is independently associated with human atrial fibrillation. J Am Coll Cardiol, 56：784-788, 2010

6）Nafakhi H, et al：Association of pericardial fat volume with coronary atherosclerotic disease assessed by CT angiography. Br J Radiol, 87：20130713, 2014

7）Miao C, et al：The association of pericardial fat with coronary artery plaque index at MR imaging: The Multi-Ethnic Study of Atherosclerosis（MESA）. Radiology, 261：109-115, 2011

8）Ding J, et al：The association of pericardial fat with incident coronary heart disease: the Multi-Ethnic Study of Atherosclerosis（MESA）. Am J Clin Nutr, 90：499-504, 2009

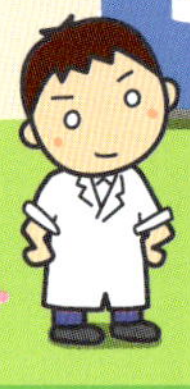

第9話

血管影の先細り「肺野は枯れ木のように」

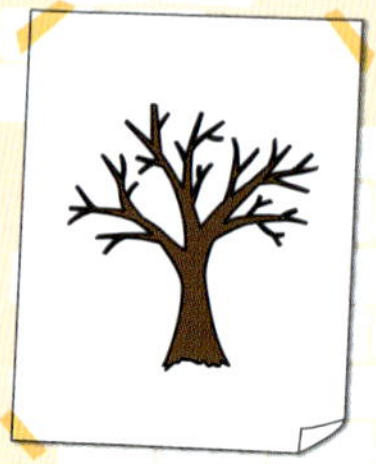

これまでは何かの裏や陰になる部分の読影を中心に学んできました（カゲヨミなだけに）．今回は誰でも見えている（ハズ）の肺野の読影をしてみましょう．肺野に肺胞しかなければ真っ黒に写って見やすいのですが，実際には肺動脈，肺静脈，気管支があり，さらには肋骨や鎖骨，肩甲骨も重なっています．骨との重なりは，第6話で触れました．そして肺門部の肺動脈・肺静脈については第1話の「閑古鳥」で学びました．今回は**末梢の**肺動脈・肺静脈・気管支について考えていきます．

1 末梢の血管影

肺野に見える血管影のことを肺紋理とも言います．肺紋理を構成する血管影は図9-1の**枯れ木のように必ず先細りします**．本書では物事をシンプルに考えたいので，肺紋理はすべて肺**動**脈としましょう．肺**静**脈の枝も見えないことはないのですが，右肺門部の閑古鳥の上の尻尾（逆「く」の字の上側）以外は肺動脈と思って差し支えありません（図9-2）．

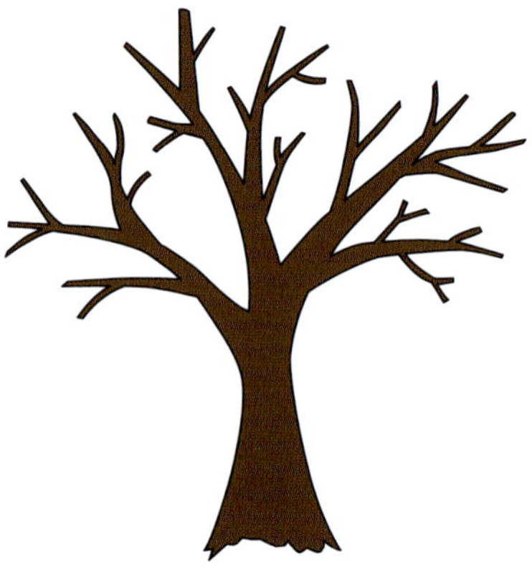

図9-1　肺動脈は枯れ木のように肺野に分布
実際にはこの図を横にしたようなイメージです．

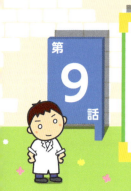

2 肺紋理は下肺野で目立つ

肺動脈（図9-2■）の血流は，立位になると重力の影響で下肺野に多くなります．立位では血流は下肺野に，換気（空気）は上肺野に優位に分布します（呼吸生理学で出てくる換気血流比という考え方につながります）．このため，立位で撮影した胸部X線写真では上肺野に比べ，下肺野の方が血管影が太く，目立ちます．さらに下肺野は肺静脈（図9-2■）も重なって見えるため，にぎやかに見えます．心不全などで肺うっ血が起こると，上肺野の血流も増加するため，上肺野の血管影も目立ってきます．

注意しなければならないのは臥位で撮影されたX線写真です．臥位では上下ではなく，前後で血流の差が生まれるので，正面から見ると同じように見えてしまいます．このため臥位で撮影されたX線写真は全肺野で肺紋理が目立ち，うっ血しているように見えたり，なんとなく汚く見えてしまうのです．第5話でお話した胸水との鑑別も含め，ベッドサイドでもできるだけ坐位で撮影するようにしましょう．

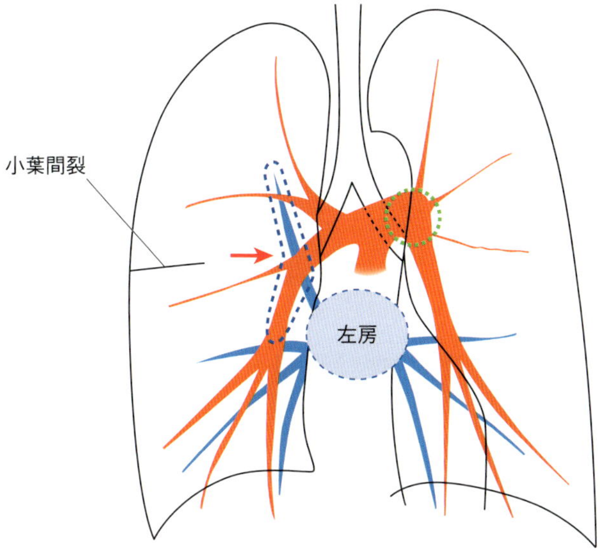
小葉間裂
左房

図9-2　肺紋理の模式図

■が肺動脈，■が肺静脈です．当然ですが肺動脈の中枢部は縦隔の中に隠れているのでX線写真では見えません．上肺野に分布する肺静脈の枝もありますが，立位では見えにくいので省略してあります．右上肺静脈は閑古鳥の上の尻尾（逆「く」の字の上側）を構成し，唯一見える肺静脈と考えてください．逆「く」の字は◌で示した部分です．**➡は逆「く」の字のくびれ部分を示しています．このくびれと大体同じ高さの右肺野に小葉間裂（minor fissure）があります．◌は閑古鳥の頭部を示しています．**
立位で撮影した場合，肺動脈の枝は上肺野に比べ，下肺野の方が太く見えます．肺静脈も加わるため，にぎやかに見えます．肺静脈の枝は左心房に灌流するため，肺動脈よりもだいぶ下側（尾側）に集まっているのを確認してください．

3 血管影はどこまで見えるのか

血管影は肺野の末梢に行くにつれて先細りしていくのですが，胸膜直下1〜1.5 cmになるとさすがに見えなく（追えなく）なります．原寸大に現像したフィルムでは肺野の外側，胸膜直下の指1本分は何も見えず真っ黒なはずです．私の人差し指の先の幅が1.5 cmくらいですので，このくらいの幅では血管影などが何も見えないことになります（図9-3 ）．

この胸膜直下にヒゲのような横線が見えることがあり，KerleyのB lineと呼ばれます（図9-4）．なぜAではなくB lineなのかという疑問はここでは触れずに，図9-5のように肺野の末梢，胸膜直下でみられる線はB lineと覚えましょう．これは病理学的に小葉間隔壁の肥

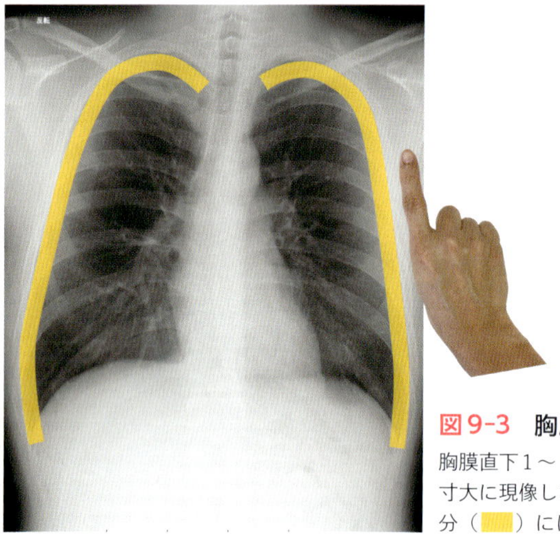

図9-3　胸膜直下は何も見えない
胸膜直下1〜1.5 cmになると血管影は追えなくなります．原寸大に現像したフィルムでは肺野の外側，胸膜直下の指1本分（ ）には何も見えないはずです．

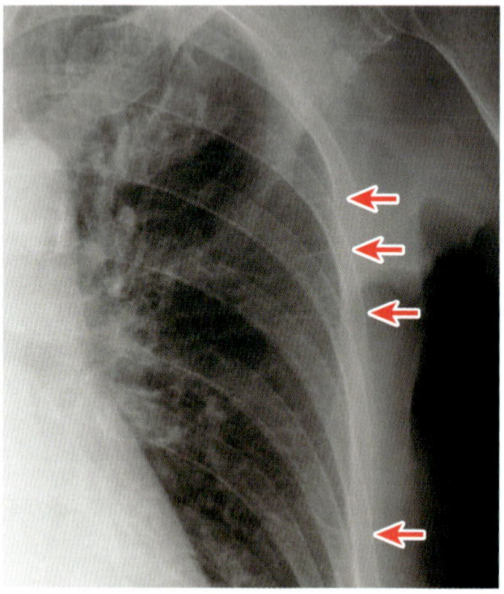

図9-4　KerleyのB line
胸膜直下にヒゲのような横線（➔）が見えます．小葉間隔壁の肥厚を見ています．

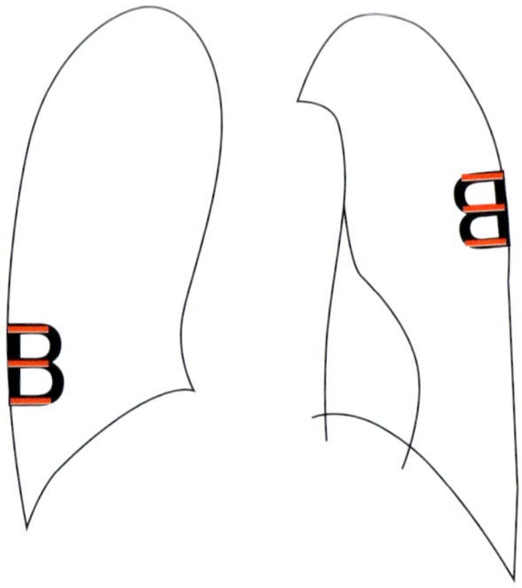
B
B

図9-5　KerleyのAかBか
Kerleyの「B」line（—）の覚え方のイメージです．線と線の間隔は小葉の大きさに相当します．

厚を意味します．この部分にはリンパ管や肺静脈が存在するため，KerleyのB lineは，うっ血性心不全による肺水腫やリンパの病気（サルコイドーシスや癌性リンパ管症など）で出現してきます．

4 解剖の復習

ここで肺胞レベルの解剖の復習をしておきましょう．図9-6は胸膜直下の模式図です．亀の甲羅のような形で囲まれた部分は二次小葉と呼ばれています．一般的に小葉というとこの部分を指します．小葉の真ん中（中心）を肺動脈と気管支が通ります．気管支と肺動脈は仲良しなので，いつも一緒に行動するのです．このためセットで気管支血管束とも呼ばれます（図9-7）．気管支と肺動脈は小葉の中心を通るだけでなく，肺区域，肺葉でも中心部を通り

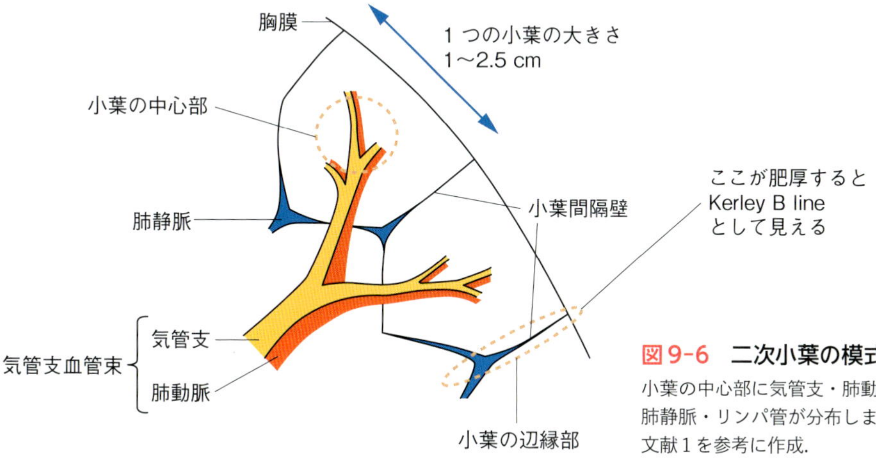
胸膜
1つの小葉の大きさ
1〜2.5 cm
小葉の中心部
肺静脈
小葉間隔壁
ここが肥厚すると
Kerley B line
として見える
気管支
気管支血管束
肺動脈
小葉の辺縁部

図9-6　二次小葉の模式図
小葉の中心部に気管支・肺動脈，辺縁に肺静脈・リンパ管が分布します．
文献1を参考に作成．

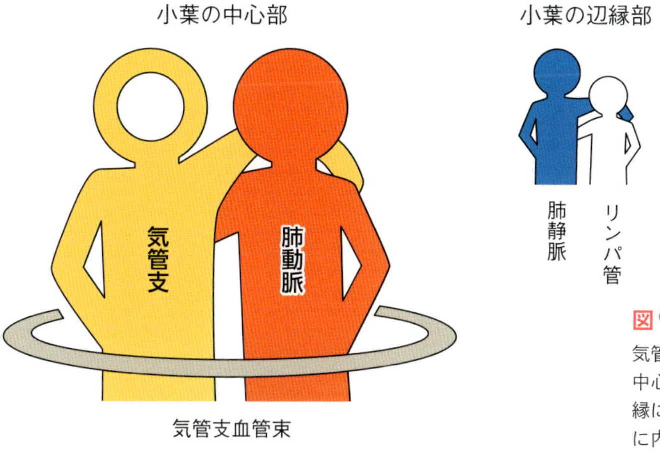
小葉の中心部
小葉の辺縁部
気管支
肺動脈
肺静脈
リンパ管
気管支血管束

図9-7　小葉の中心部と辺縁部にあるもの
気管支・肺動脈は仲良しで気管支血管束を形成し，中心部を闊歩します．肺静脈とリンパ管は小葉の辺縁にあり，ちょっとのけ者の印象です．気管支の頭に内腔がある細かい描写にも注目してください．

ます[2)]．一方，肺静脈とリンパ管は小葉の周囲（辺縁）を走行します．中心部を闊歩し，X線写真にも写る肺動脈に比べて肺静脈はのけ者にされている印象です．小葉の区切りの板を小葉間隔壁と言います．小葉間隔壁はX線写真やCTでは通常見えませんが，肺静脈やリンパ管が拡張するような病態では目立ってきます．これが前述のKerleyのB lineです．小葉は1～2.5 cmの大きさなので，KerleyのB lineはこの間隔・長さで出現します（図9-4）．

5 枝の先に何かある場合

枯れ木の枝の先に蕾や芽，木の実がなっているように見える場合があります（図9-8）．これはtree-in-bud patternと言われています．budとは英語で蕾とか芽という意味です．その名の通りの所見ですね．なぜこのような陰影が出現するのかというと，病原体などが経気道的に吸入され，小葉領域に到達すると，図9-6の小葉中心部に炎症などの変化が起こります．これが粒としてX線写真やCTで観察されるのです．

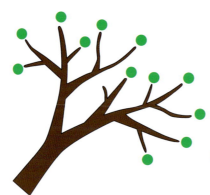

図9-8　tree-in-bud patternの模式図
budとは英語で蕾・芽という意味です．枯れ木から芽が出たら異常なのです．

それぞれの小葉の中心部に粒ができ，隣の小葉の粒とは少し離れているところがポイントです．図9-9のような粒状影として観察されます．肺結核，非結核性抗酸菌症，細気管支炎などがこの部分に炎症を起こしたり，肉芽腫を形成したりして粒状影を形成します．

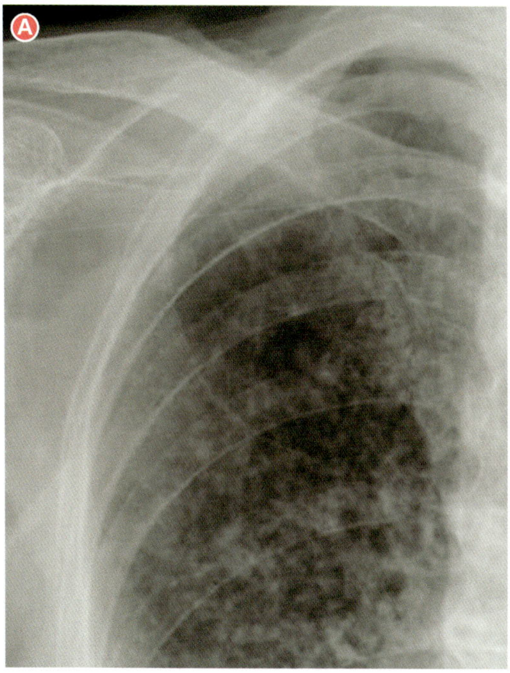
A

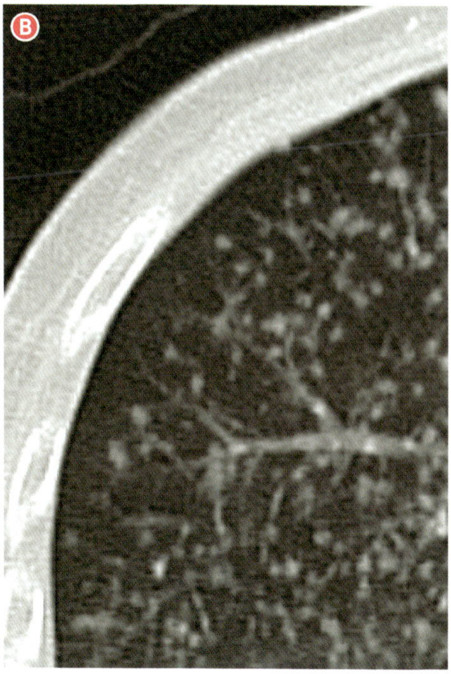
B

図9-9　tree-in-bud pattern
A：胸部X線正面像，B：胸部CT横断面．
小葉中心領域に粒状影が存在します．

6 血管影が先細りしないとき

木の枝は先に行くにつれて太くなることはありません．肺動脈も同じです．このため血管影が先細りせずにむしろ太くなっているときには，その周囲に異常な影が存在していることになります．図9-10Ⓐはパッと見た目は異常はなさそうですが，丁寧に肺紋理の先細りを観察すると，心臓の裏の血管影が先細りしておらず，棍棒状に太く見えます（図9-10Ⓑ）．板状の浸潤影があることがわかります．◌で囲った部分にも血管影が透けて見えず，浸潤影がある可能性もあります．図9-2を見てもわかるように，血管影の先細りは正面から見える横隔膜のラインの下にまで及びます．ここまで丁寧に追跡しましょう．

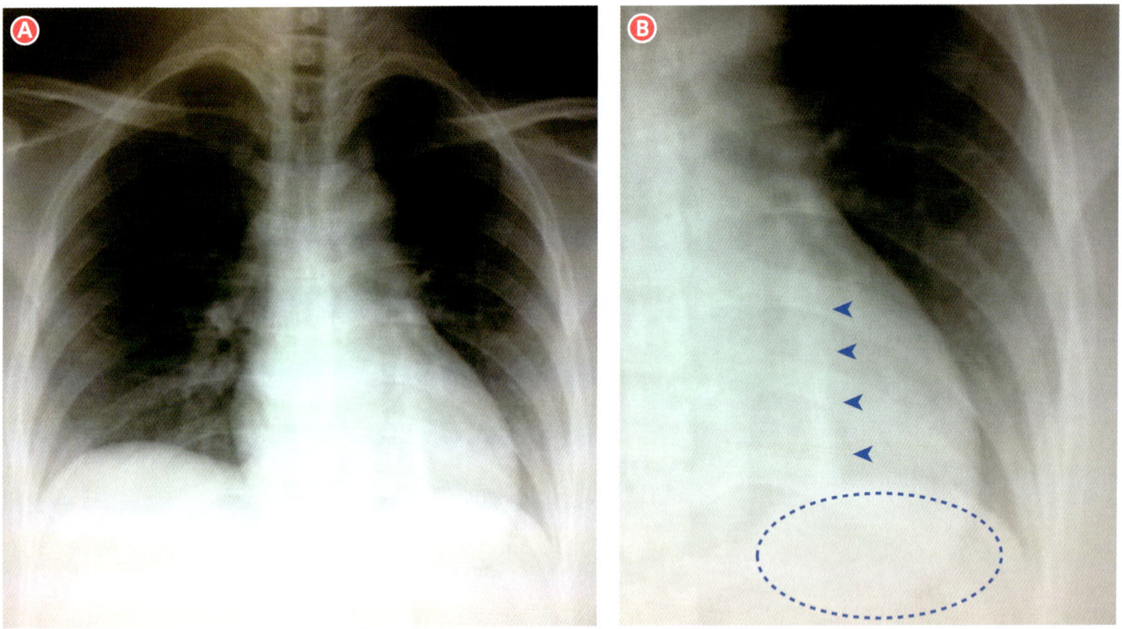

Ⓐ
Ⓑ

図9-10　血管影が先細りしていない例（ⒷはⒶの拡大図）

心臓の裏，（正面像で見える）横隔膜のラインの下も気を抜かずに先細りを追いましょう．心陰影の背側で先細りせず，棍棒状になっている陰影があります（➤）．◌で囲った部分にも血管影が透けて見えず，浸潤影がある可能性があります．気管支肺炎が疑われる症例です．

まとめ

- 肺野に見える血管影はすべて肺動脈（右肺門部の閑古鳥の上の尻尾以外）！
- 血管影は先細りし，立位では下肺野優位に見える！
- 先細りしなかったり，枝が追えなかったら浸潤影あり！
- 心臓の裏や横隔膜の下まで気を抜かず枝を追跡！
- 胸膜直下1～1.5 cmは何も見えない！
- 胸膜直下のヒゲのような横線はKerleyのB line！
- 枯れ木の先にツブツブ見えたらtree-in-bud pattern！

心の一首

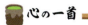

血管影 枯れ枝のように 先細り 胸膜直下は 何も見えず

参考文献

1）「High-Resolution CT of the Lung, 3rd edition」（Webb WR, et al), Lippincott Williams & Wilkins, 2000

2）「胸部のCT 第3版」（村田喜代史/編），メディカル・サイエンス・インターナショナル，2011

第10話

カゲの性質

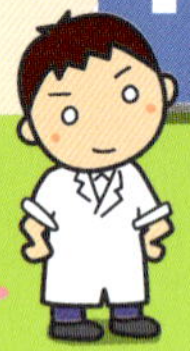

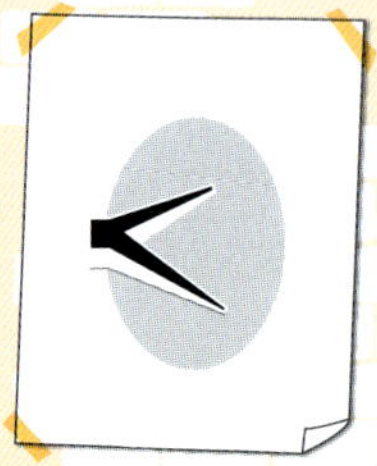

第9話では肺野の血管影（肺紋理）について学びました．今回は肺動脈とセットである末梢の気管支について解説します．気管支も肺動脈と同様に枯れ木のように先細りするのですが，その周囲に陰影が出現するとどのように見えるのでしょうか．今回は出現する陰影の濃度にもスポットを当ててみたいと思います．

1 末梢の気管支は通常見えない

胸部X線写真の正面像で気管，気管分岐部，左右の主気管支が確認できるのは，周囲に縦隔という水に近い濃度の組織があり，気管支内腔の空気（黒）とその周囲の組織（白）とのコントラストがあるためです．

気管支はさらに分岐して先細りし，肺野に向かいます．ちなみに気管支は23回分岐すると肺胞に達すると言われています[1)]．研修医に知識をひけらかすチャンスなので，スタッフの先生は覚えておくとよいでしょう．中学生のときにバスケットボール部だった私は，NBA※で神様と言われたマイケル・ジョーダンの背番号と同じと覚えていますが，若い先生には馴染みがないかもしれません．肺野では気管支の周囲は肺胞の空気で黒いため，気管支内腔の空気と同じ黒になってしまいます．末梢の気管支壁は薄っぺらいので，壁の部分の白は目立たないのです．このため，コントラストがつかず，末梢の気管支は肺野に行くと血管のように同定することができません（図10-1）．

※National Basketball Association

2 末梢の気管支が見えるとき

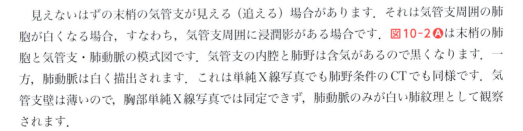

見えないはずの末梢の気管支が見える（追える）場合があります．それは気管支周囲の肺胞が白くなる場合，すなわち，気管支周囲に浸潤影がある場合です．図10-2Ⓐは末梢の肺胞と気管支・肺動脈の模式図です．気管支の内腔と肺野は含気があるので黒くなります．一方，肺動脈は白く描出されます．これは単純X線写真でも肺野条件のCTでも同様です．気管支壁は薄いので，胸部単純X線写真では同定できず，肺動脈のみが白い肺紋理として観察されます．

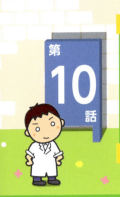

この気管支・肺動脈の周囲に浸潤影が出現すると，肺胞の含気が失われ，白くなります．これが浸潤影です．すると肺動脈は同じ白なので見えなくなってしまいます．消えたわけではありません，白と白が接して見えなくなっただけです．逆に気管支は内腔の空気の黒とのコントラストで浮き上がるように見えやすくなりました（図10-2Ⓑ）．これが**air bronchogram sign**です．実際の症例（CT）では図10-3のように見えます．白い浸潤影の中に，黒い末梢気管支内腔が透けて見えます．これと同じ現象が胸部X線でもみられます．**「末梢気管支が見える＝その周囲に異常影あり」**なのです．気管支内腔が透けて見えるので，気管支透亮像とも呼ばれます．この所見があると，周囲に浸潤影があるということだけでなく，そこまで気管支（気道）が通っているので，（閉塞性の）無気肺がないということもわかります．

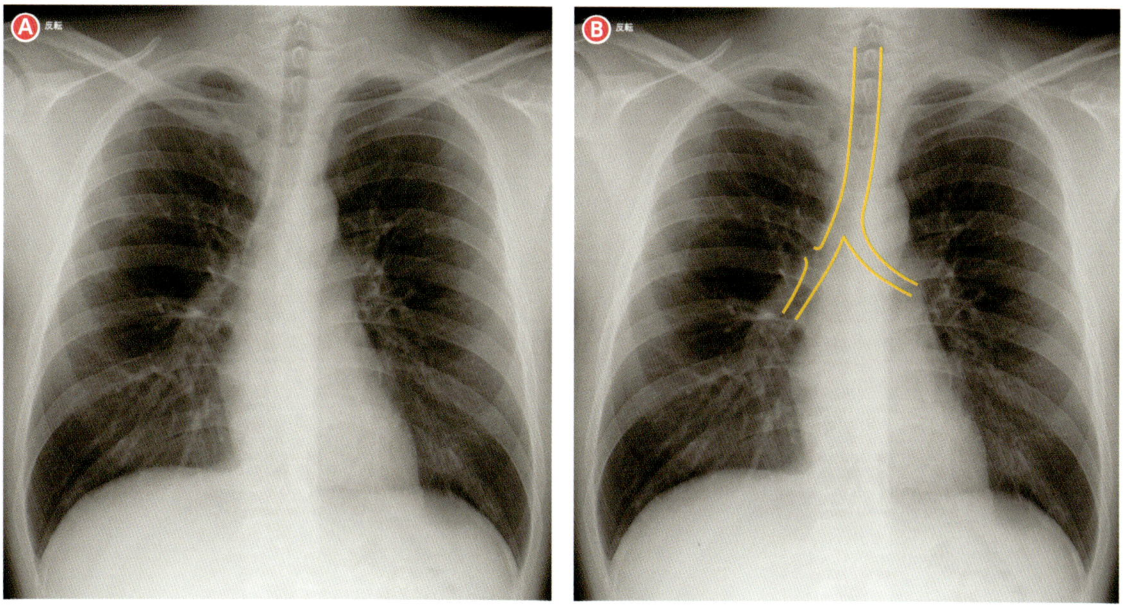
Ⓐ
Ⓑ

図10-1　気管支はどこまで追える？
Ⓐ：胸部X線正面像（正常），Ⓑ：Ⓐに気管・気管支のシェーマをつけたもの．
気管，左右主気管支，その少し先ぐらいまで（—）は追えますが，肺野になるともう気管支がどこにあるかはわかりません．

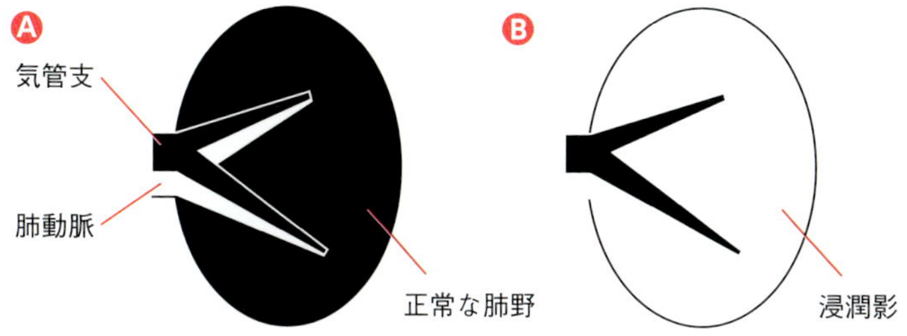
Ⓐ
気管支
肺動脈
正常な肺野
Ⓑ
浸潤影

図10-2　air bronchogramの模式図
Ⓐ：正常の肺胞．Ⓑ：周囲に浸潤影が出現すると，同じ色の肺動脈は見えなくなり，気管支（内腔）だけが見えるようになります．これがair bronchogramです．

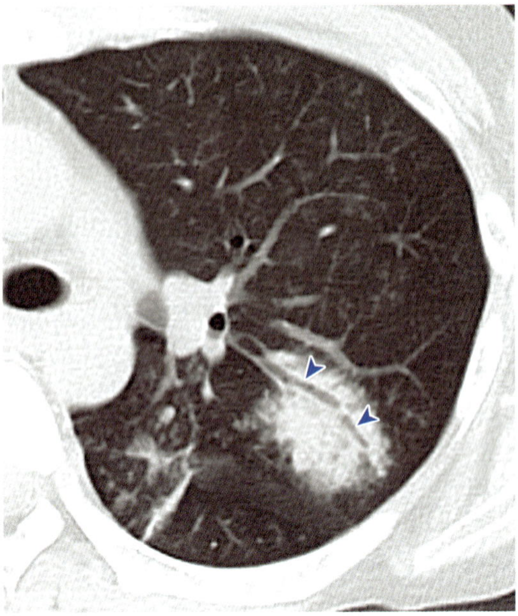

図10-3　air bronchogramが確認できる症例（CT画像）
周囲に白い浸潤影があるので，浸潤影の中を通る黒い気管支内腔が末梢まで浮き上がって見えます（➤）.

3 陰影の濃度

今まで本書では浸潤影（consolidation）という用語をよく使用してきましたが，もう1つ，スリガラス影という言葉があります．スリガラス影は英語でground-glass opacityと呼ばれ，GGOと略されます．「両下肺野にジージーオーを認めます」なんてサラッと言えると格好いいですよね．浸潤影ほど濃くない淡い影をスリガラス影と考えている人が多いと思います．

それでは「淡い浸潤影」と「濃いスリガラス影」はどちらが濃い（白い）のでしょうか？まずスリガラス影には「淡い」とか「濃い」という形容詞は通常つけません．スリガラス自体が曇ったような淡い意味を含みますので，「白い白馬」と同じ重複表現になってしまいます．浸潤影は濃いものなのですが，これには医学界の？慣習的に「淡い」浸潤影，「濃い」とか「濃厚」な浸潤影と表現します．ということは「淡い浸潤影」と「スリガラス影」の比較になりそうです．

4 スリガラス影の定義

スリガラス影とは陰影と肺血管との境界が保たれているものとされています[2)]．要は陰影の中に血管影が追える（透けて見える）ものです．模試図で描くと図10-4のようになります．一方，浸潤影はとても濃い（白い）ので，どこまでが浸潤影でどこが血管なのかわからないものを言います．先ほどの図10-2と比較してご覧ください．

実際の症例で見てみましょう（図10-5）．CTで見ると陰影の中に血管影が同定できるので，スリガラス影ということになります．しかしX線では血管影が同定できるか（陰影の中に血管が透けて見えるか）どうかはなかなか難しいですよね．このため「スリガラス影はCTの読影でのみ使用すべきで，単純X線写真の所見としては使うべきでない！」と言う先生もいらっしゃいます．

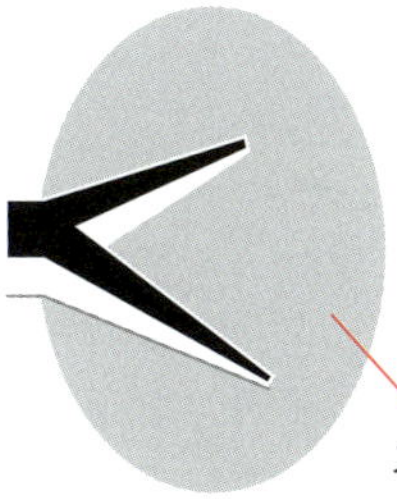
気管支
肺動脈
スリガラス影

図10-4　スリガラス影の模式図
肺胞はうっすら白い（うっすら黒い）ので陰影の中に肺動脈の白が追えます（透けて見えます）．

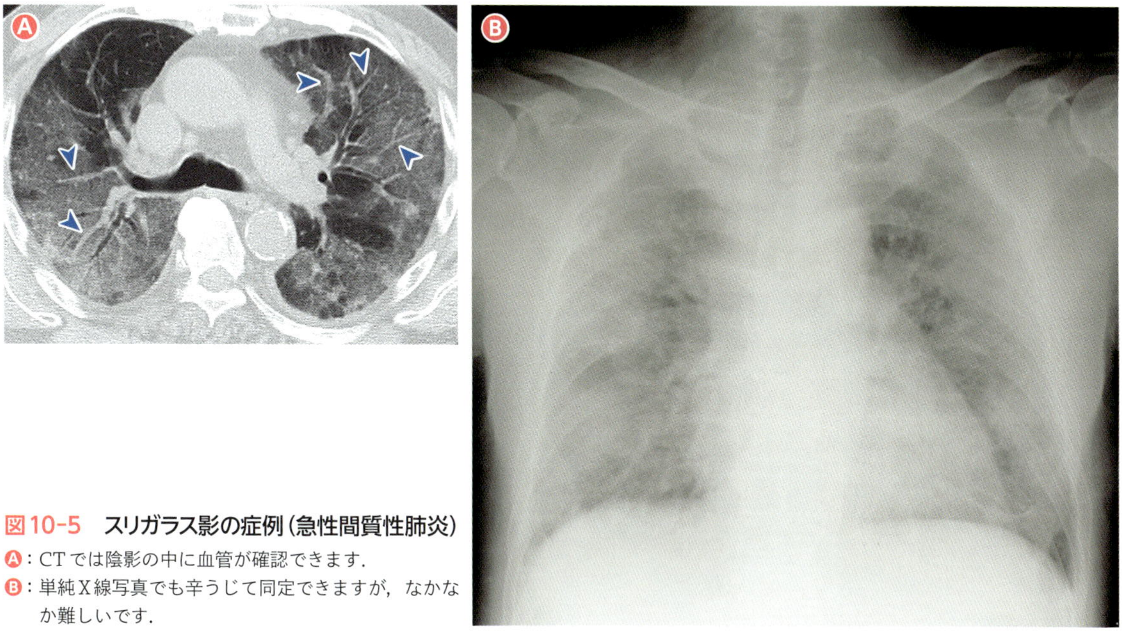
A
B

図10-5　スリガラス影の症例（急性間質性肺炎）
A：CTでは陰影の中に血管が確認できます．
B：単純X線写真でも辛うじて同定できますが，なかなか難しいです．

5 陰影の濃度が同じでも鑑別診断により呼び方が変わる?

スリガラス影というと鑑別診断は間質性の病変が主に挙がります．肺胞をブドウの房に例えると，「間質」は皮の部分にあたります．一方「実質」というのはブドウの実部分です．正常であればブドウの中身は空洞で空気が入っています（図10-6Ⓐ）．ということは，図10-6Ⓑのブドウの実は，内腔が浸出液で満たされている状態であり，浸潤影ということになります．「間質」の病変は広範に広がったとしてもブドウの皮が分厚くなるだけで内腔には含気が残っており（図10-6Ⓒ），内腔（実質）が満たされる浸潤影と比べて淡い陰影になるのです．図に示した以外に，間質の病変はないのに内腔の浸出液が少しだけ溜まっているような状態でも，部分的に含気が残り淡い陰影になります．

胸部X線写真の所見としては，同じ濃度の陰影でも，間質性の病変を想定している場合は「スリガラス影」，実質性の病変の軽いものを想定している場合は「淡い浸潤影」と使い分けることもあります．

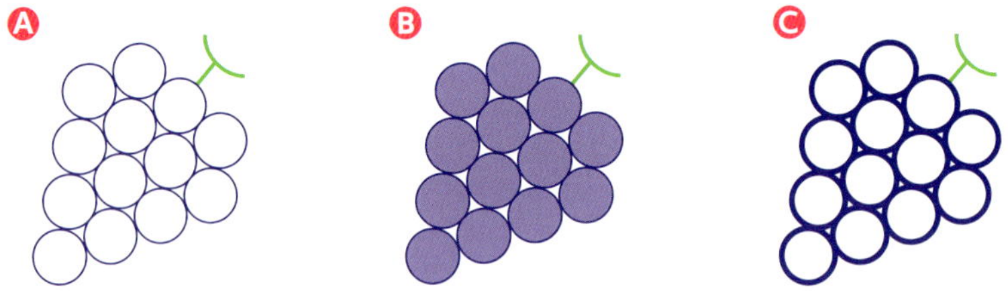
Ⓐ
Ⓑ
Ⓒ

図10-6　間質と実質の模式図

肺胞をブドウの房に例えると，ブドウの実の部分が実質，皮の部分が間質になります．
Ⓐ 正常な肺胞では中身は空洞であり，実はありません（こんなブドウ食べたくありません）．
Ⓑ 実の入ったブドウは浸潤影です．
Ⓒ 実がなく，皮が分厚くなった状態が間質性の病変です．

6 スリガラス影は難しい

スリガラス影はたとえ心陰影や下行大動脈，横隔膜と接している肺野に出現したとしても，淡いので，その境界線を消すまでの白さがありません．そう，シルエットサインが出にくいのです（線がぼやけるだけです）．このことがスリガラス影をより見つけにくくしています．

図10-7Ⓐはスリガラス影があるでしょうか？ 胸部X線写真では両下肺野にスリガラス影があるように見えます．しかし，CTを見ると，豊胸術後の軟部陰影により白っぽく見えていたのがわかります（図10-7Ⓑ，Ⓒ）．スリガラス陰影の読影は難しいのです．まあ，スリガラス陰影が出現するような病気であれば，咳嗽なり，労作時の呼吸苦なりの自覚症状や聴診でfine cracklesがあると思いますので，疑ったらCTなどで精査すべきですね．

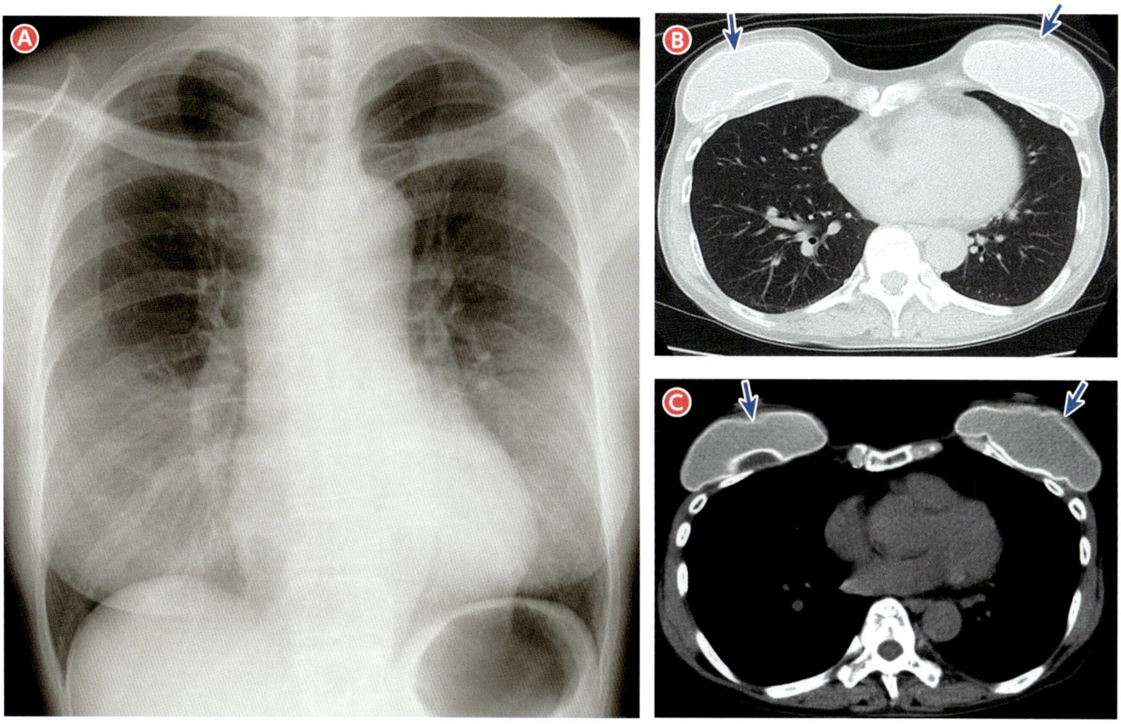
A
B
C

図10-7　両下肺野のスリガラス影？
胸部X線写真では両下肺野に淡い濃度上昇を認めますが（Ⓐ），CTを見ると肺野に異常はなく，豊胸術後の軟部陰影であることがわかります（Ⓑ，Ⓒの➡）．

まとめ

- 通常は白い血管影しか見えないが，周囲に白い浸潤影が出現すると，黒い気管支内腔は浮き上がって見え，それがair bronchogram！
- 病理学的には実質はブドウの実，間質はブドウの皮．ブドウの実が充実すれば浸潤影となり，ブドウの皮が厚くなるとスリガラス影になりやすい！
- スリガラス影では血管影が透けて見えるが，浸潤影では血管影が見えない！

心の一首

スリガラス　ブドウの皮だけ　厚くなり　血管影は　透けて見えます

参考文献

1）「Murray and Nadel's Textbook of Respiratory Medicine, 5th edition」（Mason RJ, et al eds），Saunders，2010

2）Hansell DM, et al：Fleischner Society：glossary of terms for thoracic imaging. Radiology, 246：697-722，2008

第11話

まわりも見よう「外堀も埋めとかないと」

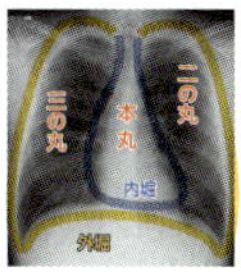

三の丸
本丸
二の丸
内堀
外堀

これまでは肺や縦隔など胸の内側の陰影について説明してきました．しかし胸部X線写真には，その外側の構造物も写り込んできます．今回は肺の「まわり」「外側」に焦点を当ててみたいと思います．

大坂夏の陣で徳川家康が豊臣方の大坂城を攻略できたのは，先の大坂冬の陣終了後に外堀を（実際には内堀も）埋めてしまったからと言われています[1)]．外堀や内堀まで埋めなければ胸部X線写真も攻略できたとは言えないのです．

1 本当の「まわり」

写真には必ず患者名，ID，撮影日時，条件などが記載されています．本来はここから確認すべきです．違う患者の写真を読影していた，前回の検査を見ていたということもあります．比較読影の際は条件の違い（臥位か立位かなど）も考慮しなければなりません．

2 軟部組織

皮下組織，筋肉，乳房などの軟部組織の陰影を確認します．乳頭を結節影と見間違うこともあります．皮膚にできた大きなイボも同様です．図11-1Ⓐを見て，軟部組織の左右差に気付くでしょうか？ これは左乳房切除後の症例です．このように軟部組織に左右差があると，肺野の透過性にも左右差がみられます（図11-1Ⓑ）．

軟部組織が厚いとX線写真では肺野も白っぽく見えます．図11-2を見てみましょう．一見して乳房を含めて軟部組織が相当分厚いです．こうなると本来なら中身の肺も全体的に白っぽく見えるものですが，この写真ではそれほど白さを感じません．それは気管支喘息の重積発作で相当に肺野の透過性が亢進しているためです．透過性亢進による肺の黒さと軟部陰影の白さが相殺されて普通っぽく見えているのです．

このように軟部組織の厚さは肺野の透過性に影響を与えます．

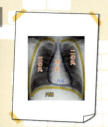

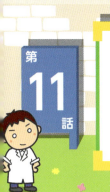

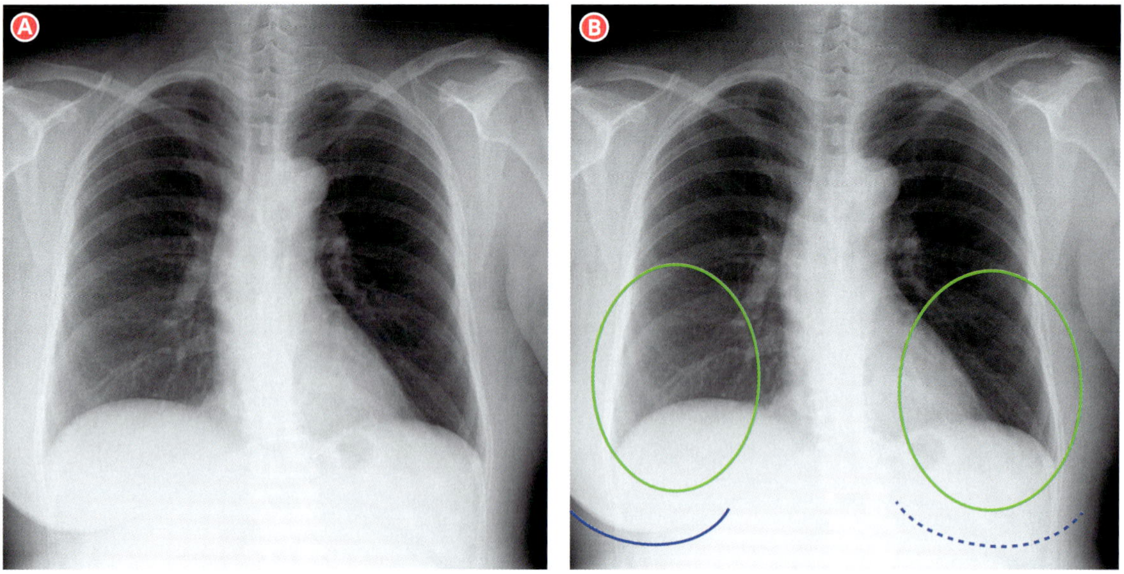
A
B

図11-1　左乳房切除後の症例

A：胸部X線正面像，B：Aにシェーマを加えた図．
右乳房の辺縁は追えますが（—），左乳房はありません（┅）．左乳房がないため，左下肺野の透過性が高くなっています（右に比べて黒く見えます：○）．

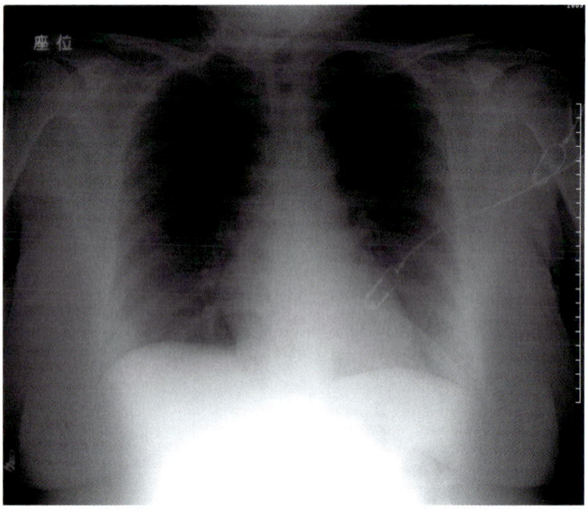
座位

図11-2　軟部組織の厚い気管支喘息重積発作の症例

軟部組織が分厚いと肺野の透過性は全体的に下がります（白っぽくなります）．しかしこの症例では黒いままです．気管支喘息発作により，過膨張になっているため，分厚い軟部組織の白さを打ち消すぐらい肺が黒くなっているのです．

図11-3Ⓐは間質性肺炎の急性増悪の症例です．肺野のスリガラス影・浸潤影以外に何かお気付きでしょうか．軟部陰影や縦隔周囲に黒い線が見えます（図11-3Ⓑ➤）．これらは皮下気腫・縦隔気腫です（図11-3Ⓒ，Ⓓ，Ⓔ）．まわりもしっかり見れば気付けます．内因性疾患で皮下気腫があれば縦隔気腫と気胸を探しましょう．この症例では気胸は認めませんでした．

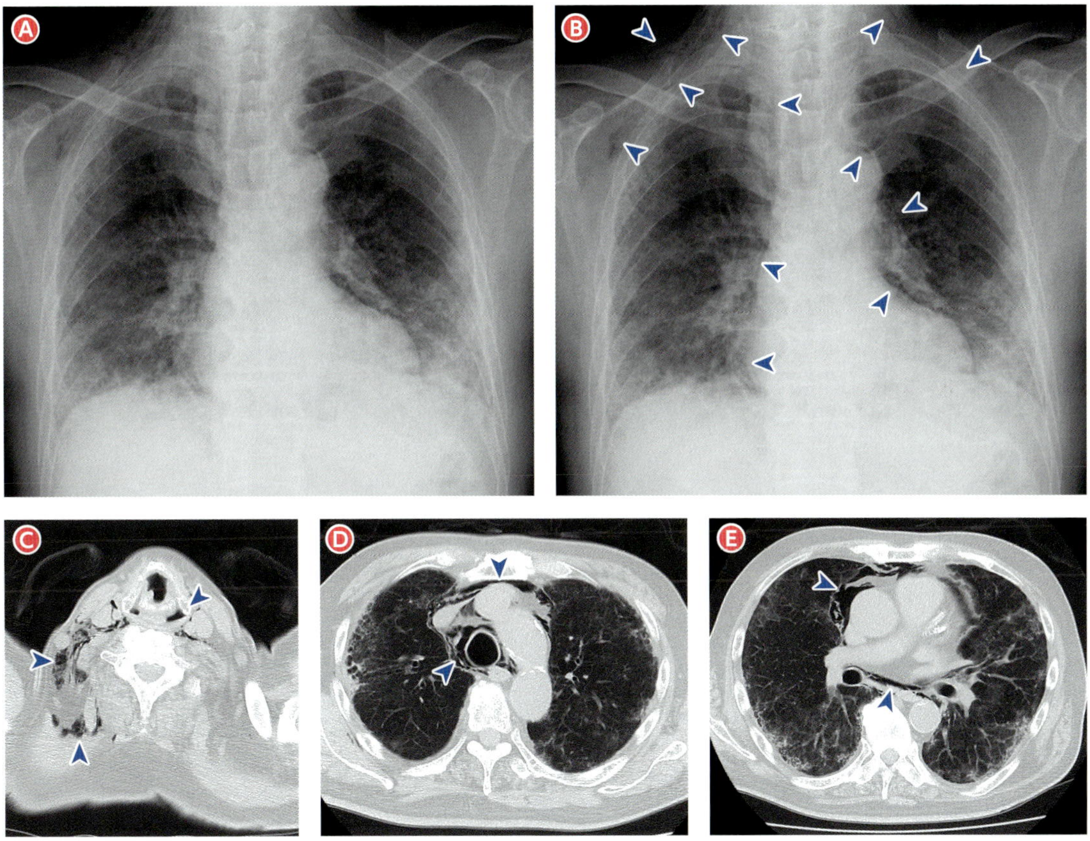
A
B
C
D
E

図11-3　間質性肺炎急性増悪の症例

Ⓐ：胸部X線正面像，Ⓑ：Ⓐに皮下気腫・縦隔気腫を➤で示した図，Ⓒ：CT（頸部），Ⓓ：CT（上縦隔），Ⓔ：CT（肺野）．
皮下気腫だけでなく，縦隔気腫を認めます．

図11-4で示すように皮下気腫が出現するのが外堀（■）だとすれば，縦隔気腫が出現するのは内堀（■）部分です．心臓・縦隔陰影は本丸，両肺は二の丸，三の丸といったところでしょうか．泰平の世になった江戸時代，殿様（藩主）は天守閣のある本丸でなく，二の丸や三の丸の御殿にいることが増えました．本丸以外も重要なのです．城攻めのときは，外堀から埋めていきましょう．

外傷患者では特に皮下気腫の存在に注意しましょう．外傷患者で皮下気腫を認めた場合は，気胸，血胸，肺挫傷，気管損傷，肋骨骨折（ほかの骨の骨折も含め）を入念に探しましょう．ちなみに外傷初期診療ガイドライン JATEC[2] ではPrimary survey と Secondary surveyの2回，異なった見方で胸部X線写真を評価します．Primary surveyでは瀕死の患者に背を向けてX線写真を入念に読影している猶予はないのです．JATECは実技を中心とした楽しいコースなので[3]，若いうちに（ベテランでも大丈夫です）ぜひ受講してください．

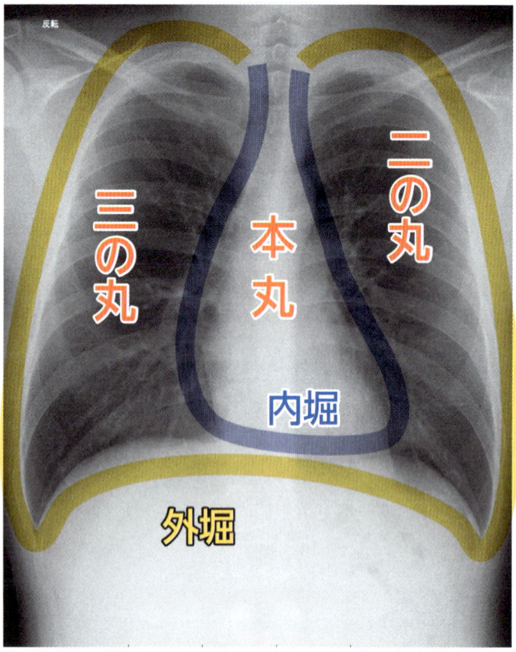

反転
二の丸
三の丸
本丸
内堀
外堀

図11-4　皮下気腫と縦隔気腫の位置関係
皮下気腫が出現するのが外堀（■）だとすれば，縦隔気腫が出現するのは内堀（■）部分です．

図11-5Ⓐは胸を強く打って搬送されました．どんな所見があるか読影してみましょう．右頸部に皮下気腫を認めます（図11-5Ⓑ➡）．そういう目で肺野を見ると，右上肺野に非区域性の浸潤影があり，肺挫傷が疑われます（図11-5Ⓑ○）．**はっきりとした虚脱した肺の線は追えませんが，右のCP angleが非常に切れ込んでいます．この所見はdeep sulcus signと呼ばれています**（図11-5Ⓑ○，p49コラム参照）．

図11-5Ⓑのように画像の条件を変えると肋骨骨折（○）も見えやすくなります．フィルムでは無理ですが，最近のPACS（picture archiving and communication systems：医用画像管理システム）では端末上で条件を変えることができます．

CTでは気胸だけでなく，血胸も認めます（図11-5Ⓒ➡）．普通，気胸になると透過性が亢進して患側の肺野は黒っぽくなります．しかし図11-5Ⓐでは肺野の透過性にあまり左右差はありません．これは気胸の黒さと血胸の白さが相殺されて普通に見えてしまっているのです．このパラドックスは臥位で撮影されることが多い外傷患者ではよくみられるので注意しましょう．

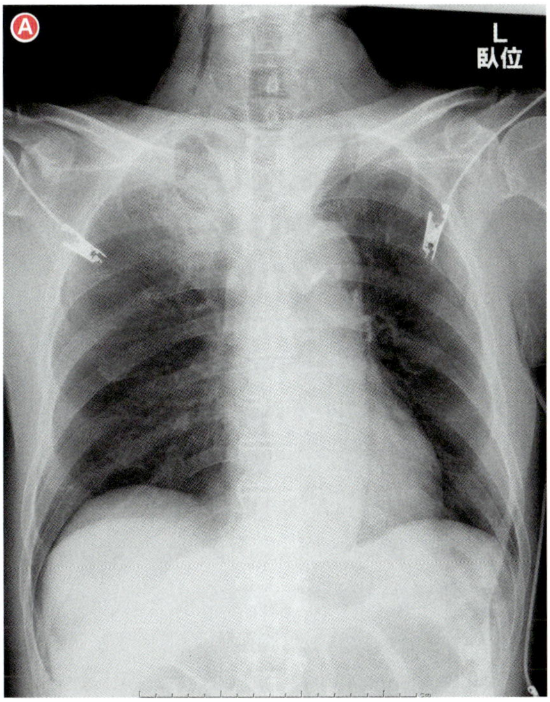
Ⓐ
L
臥位

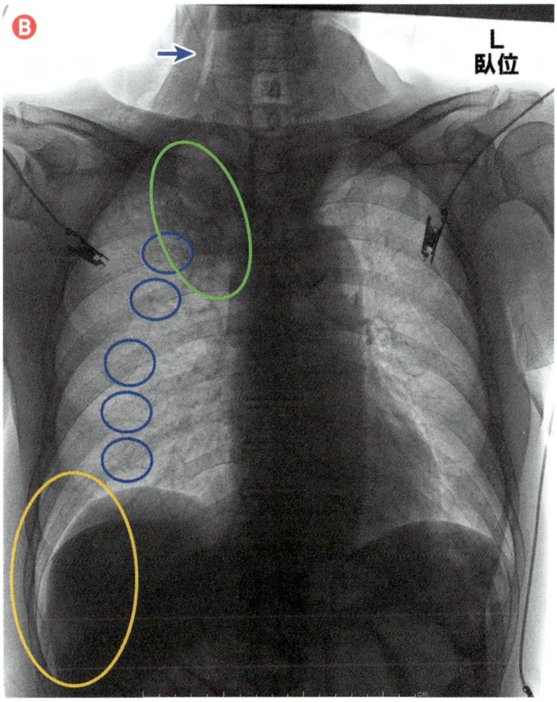
Ⓑ
L
臥位

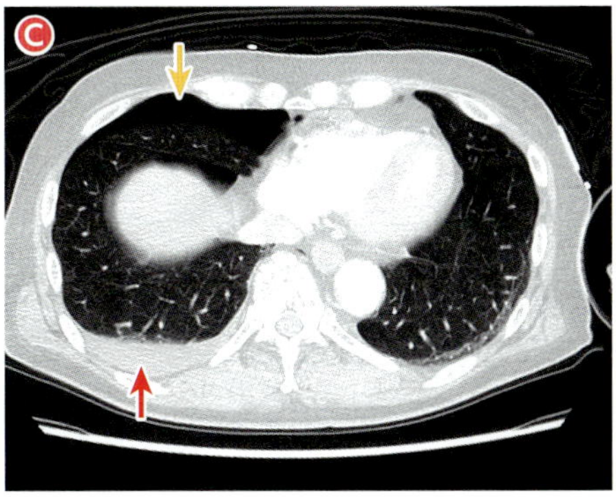
Ⓒ

図11-5　胸部外傷症例①

Ⓐ：胸部X線正面像，Ⓑ：Ⓐと同じ写真の条件を変え，シェーマを加えた図，Ⓒ：CT写真．
Ⓑでは右頸部に皮下気腫を認めます（➡）．肺挫傷（○），deep sulcus sign（○）を認めます．印刷の関係で確認しづらいですが，多発肋骨骨折も認めます（○）．Ⓒでは気胸（➡）だけでなく，血胸（➡）も認めます．

3 肋骨以外の骨

胸部X線写真正面像に写る骨は，肋骨だけでなく，鎖骨，肩甲骨，頸椎，胸椎，上腕骨などがあります．そこが痛い！と患者が言ってくれれば痛い部分の写真を注意深く見るのですが，意識障害を伴ったり，多発外傷だったりすると見逃すこともあります．注意深く見ないといけません．図11-6Ⓐは家で倒れていたという主訴の症例です．肺野を見て左肺尖部，AP windowと左横隔膜に異常がありそう…というのも重要なのですが，右上腕骨外科頸骨折も見つけてあげてください（図11-6Ⓑ○）．

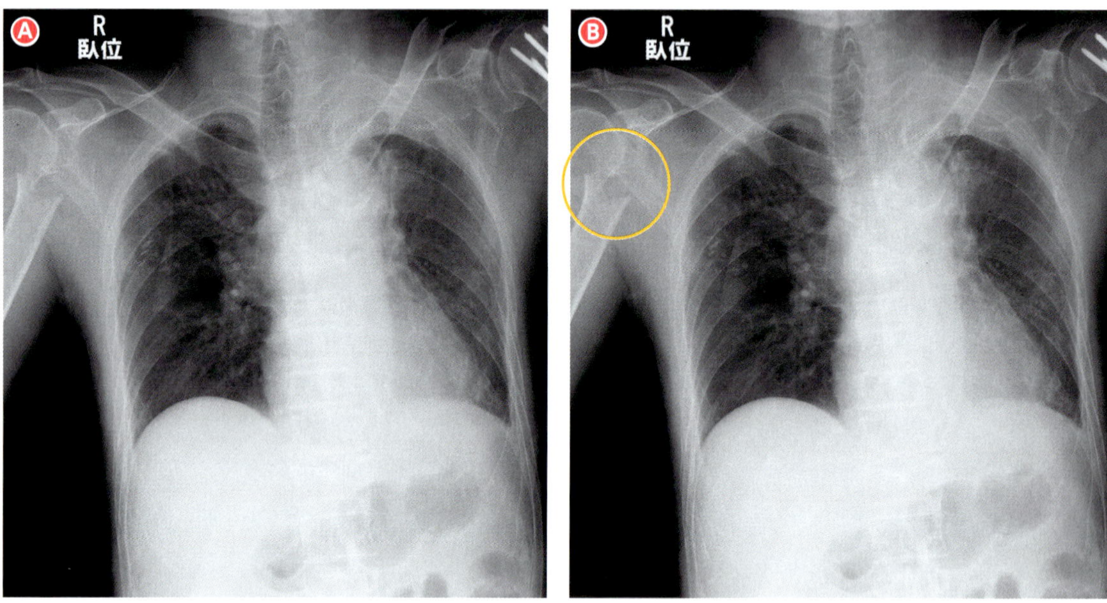
Ⓐ
R
臥位
Ⓑ
R
臥位

図11-6　上腕骨骨折の症例

Ⓐ：胸部X線正面像，Ⓑ：Ⓐにシェーマを加えた図．
右上腕骨外科頸骨折（○）を認めます．左も手術の既往があるようです．

4 腹部

肺のまわりには腹部も含まれます．第5話で説明した胃泡との関係もここで確認しましょう．私は検診の読影では胆石も指摘するようにしています．異常なガス像もチェックします．肺野を見て誤嚥性肺炎だと思っていたら，腸管ガスが張っており，イレウスによる嘔吐が原因だとわかることもあります．図11-7Ⓐはさすがにおわかりでしょうか？ ペースメーカーに目を奪われてはいけません．右横隔膜下にfree airを認め（図11-7Ⓑ➤），消化管穿孔の症例です．

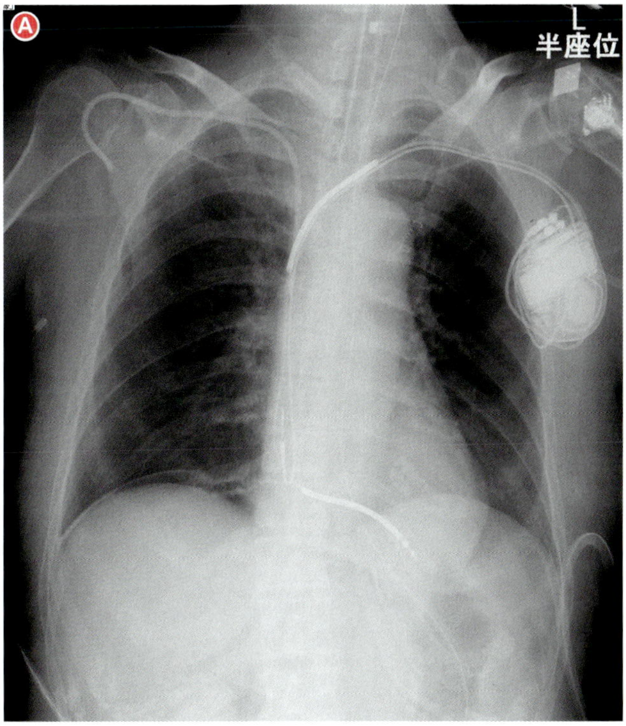
L
半座位

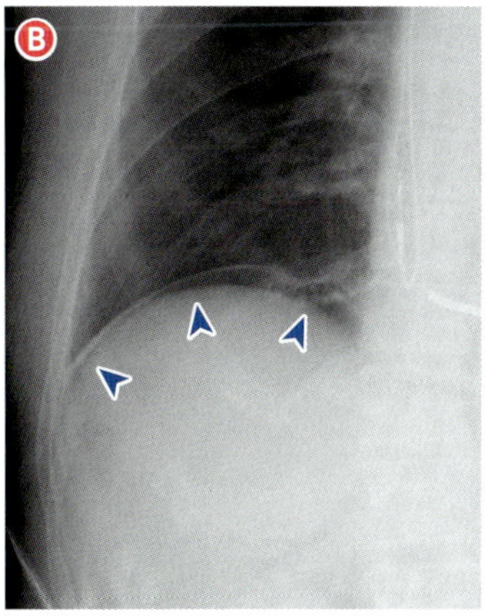

図11-7　消化管穿孔の症例
Ⓐ：胸部X線正面像，Ⓑ：Ⓐを拡大しシェーマを加えた図．
右横隔膜下に腹腔内遊離ガス像（free air：➤）を認めます．

5 チューブ類

重症患者のX線写真ではさまざまなデバイスも写ってきます．モニターの電極・リード，気管挿管チューブ，中心静脈カテーテル，胸腔ドレーンなどです．図11-8Ⓐでもデバイスの位置を確認してみましょう．チューブ類が見えやすい条件に調整した写真にシェーマを加えています（図11-8Ⓑ）．気管挿管チューブの先端が深く，右主気管支に入りかかっています（図11-8Ⓑ➔）．左右に胸腔ドレーンが入っているにもかかわらず，左CP angleにdeep sulcus sign（図11-8Ⓑ○）を認めます．図11-8Ⓒは左右にもう1本ずつ胸腔ドレーンを追

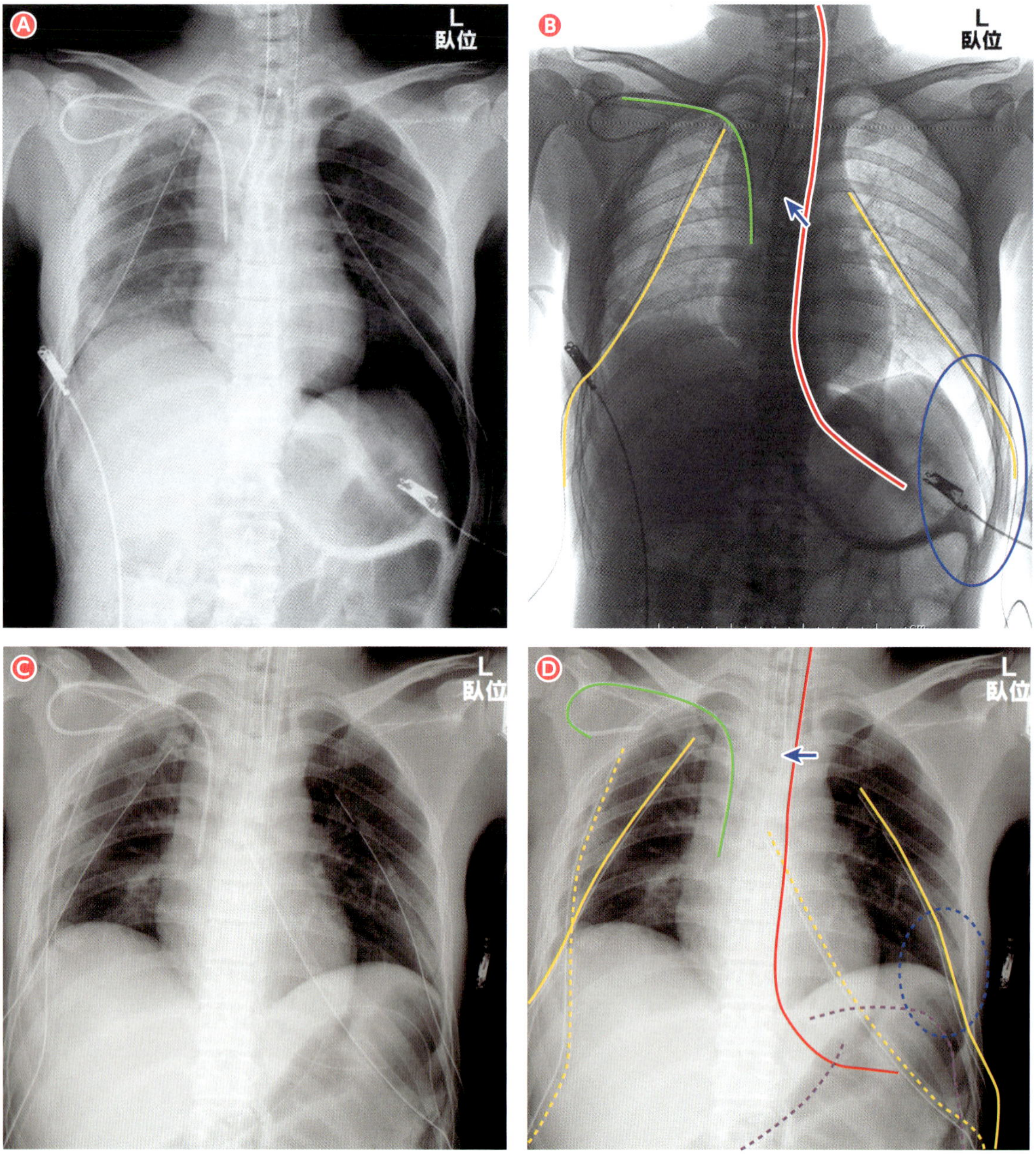
A
L
臥位
B
L
臥位
C
L
臥位
D
L
臥位

図 11-8　胸部外傷症例②

Ⓐ：胸部X線正面像，Ⓑ：Ⓐと同じ写真の条件を変えシェーマを加えた図，Ⓒ：治療後，Ⓓ：Ⓒと同じ写真にシェーマを加えた図．
Ⓑでは右鎖骨下静脈から挿入されている中心静脈カテーテル（—），胃管（—）の位置は適切ですが，気管挿管チューブの先端が深過ぎ，右主気管支に入りかかっています（➡）．両側に胸腔ドレーン（—）が挿入されていますが，左にdeep sulcus sign（○）を認め，横隔膜も低下しており，脱気が不十分な可能性が高いです．Ⓒ，Ⓓでは両側に1本ずつ胸腔ドレーンが追加挿入され（---），deep sulcus signが消失しています（◌）．気管挿管チューブの位置も適切な位置に修正されています（➡）．腹腔にも2本ドレーンが挿入されています（---）．

加し（図11-8D⋯），左気胸が改善しているのがわかります（図11-8D◌）．気管挿管チューブの位置も適切な位置に調整されています（図11-8D➡）．この間に開腹手術も行っているため，腹腔にも2本ドレーンが挿入されています（図11-8D⋯）．腹部も「外堀」に含まれますので，しっかり確認するようにしましょう．

まとめ

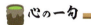

- 軟部組織の厚さは肺の透過性に影響を与える！
- 外堀では皮下気腫，内堀では縦隔気腫に注意！
- 腹部も外堀に含まれる！
- 骨やチューブは条件を変えて見やすくする！

心の一句

外堀だけでなく　内堀も埋めてしまえ　ホトトギス

参考文献

1）『「道」で謎解き合戦秘史 信長・秀吉・家康の天下取り』（跡部 蛮/著），双葉社，2017

2）「改訂第5版 外傷初期診療ガイドラインJATEC」（日本外傷学会 & 日本救急医学会/監），へるす出版，2016

3）「JATEC」：http://www.jtcr-jatec.org/index_jatec.html（2019年2月閲覧）

第12話

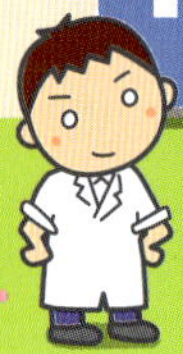

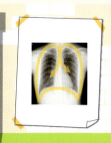

読影の順序「正常と言い切るのが難しい」

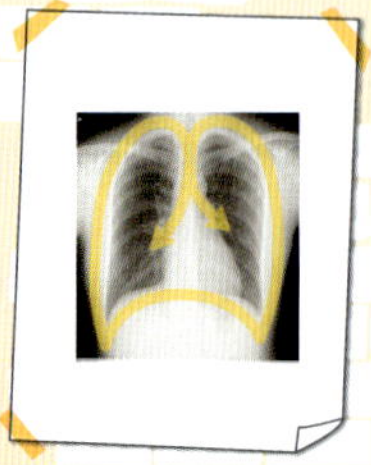

1 「いつも（正常）」を知る

最近ユーロ紙幣（€）を手にする機会がありました．どの金額のユーロ紙幣にもそれぞれ異なるユーロ圏の歴史的な（架空の）建造物が描かれているそうですが[1]，10€札と20€札の建物の図柄が入れ替わっていても，われわれでは気付くことはできません．見慣れていないうえ，本来そこに何が描かれているべきかを知らないからです．しかし，われわれが一万円札を手にしたときに，図柄が野口英世になっていたらすぐにわかりますよね．それはわれわれが，そこには福沢諭吉がいるはずと知っているからです．

胸部X線写真の読影も同じです．見逃しのない胸部X線写真の読影を行うには，いつもと違うという**違和感を感じる**ことが大切です．何となく…ではダメです．いつもあるはずの線が見えない，いつもの角度と違う，いつもの太さと違う，といった感覚が必要なのです．そのためにはまず正常をしっかり知らなくてはなりません．これまでポイントごとに正常/異常の区別を解説してきましたが，第12話ではそれらを読む順序について考えていきます．

2 読影の順序

胸部X線写真の読影順序は，まわりから中心部に向かって読み進めていく方法，小三Jで読む方法[2]，外傷初期診療ガイドラインJATEC[3]で推奨する中心部から解剖学的に読影する方法，などさまざまです．読影の順序について私は**見落としがなければ「何でもいい」**と考えています．ですが，本書でとり上げたポイントは最低限押さえてほしいので，私なりの読影手順をお伝えします．

本書でこれまで扱ったのは，**第1話**：肺門（閑古鳥），**第2話**：傍気管線，**第3話**：気管分岐部，**第4話**：AP window，**第5話**：横隔膜周辺・胃泡・CP angle，**第6話**：見逃しやすい陰影（かくれんぼ），**第7話**：シルエットサイン，**第8話**：左下葉のLLLのLサイン，**第9話**：血管影の先細り，**第10話**：カゲの性質，**第11話**：周り（内堀，外堀），です．どうですか？それぞれのポイントを思い出していただけたでしょうか．巻末にまとめの一覧もありますので参考にしてください（p158）．

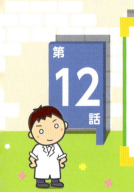

3 カゲヨミ的7ステップ「カゲ7」

それでは，これまでの内容を踏まえたうえで，私が普段心がけている読み方を紹介します．熟練した読影医なら，多少順序は違えど，みんなやっていることです．このため，名前をつけるようなものではないのですが，カゲヨミ的7ステップで神7ならぬ「カゲ7」としておきましょう．

■ Step 1：肺の周囲・気管・気管支

患者名，日付，条件などの確認は当然として，まず肺の周囲の確認をします．ここでは主に軟部組織に着目します．そのまま図12-1（■）のように気管・上縦隔，最終的に左右の気管支まで目を移します．スタートはどこからでも構いませんが，気管偏位，縦隔気腫，気管分岐角，傍気管線なども確認しましょう．横隔膜周辺（左右の高さ，胃泡との関係，CP angle）・腹部も確認します．乳房切除後の左右差などもここで確認します．挿入されているチューブとその位置も確認しましょう．

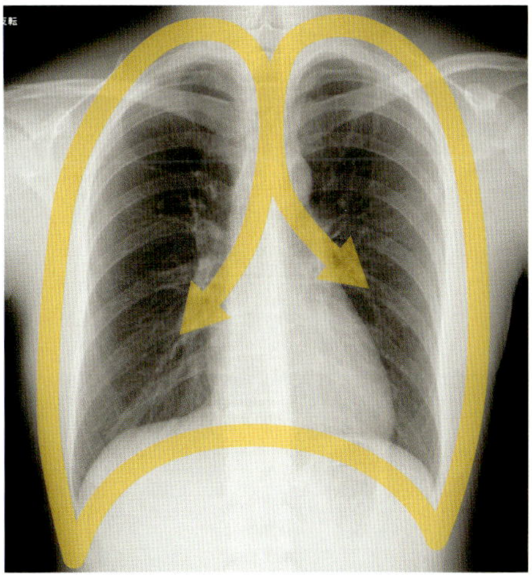

図12-1　Step 1：肺の周囲・気管・気管支

■ Step 2：骨の確認

次に肺の周りでも，特に骨に着目します（図12-2）．頸椎，胸椎，肩甲骨，鎖骨，上腕骨，肋骨を確認します．P→Aと書かれているのは撮影条件を示しているわけではありません．肋骨を1本1本，後ろ（posterior）から前（anterior）に丹念に確認しましょう，という意味です．肋骨は後ろ（背側）の方が濃くはっきり水平に写るので，後ろからの方が見やすいのです．骨折や骨融解像などがないか確認しましょう．

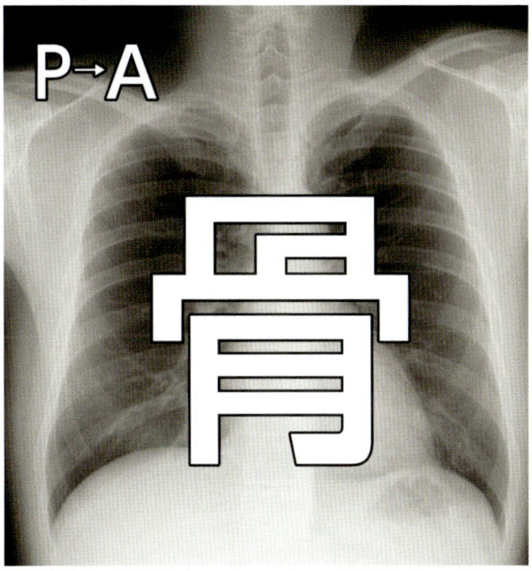
P→A
骨

図12-2　Step 2：骨の確認
肋骨は後ろから前へ．

Step 3：3本のシルエットを追う

見えるべき線が追えるかを確認します．具体的には**第7話**で説明した下行大動脈左縁（図12-3―），左右心陰影（図12-3―），左右横隔膜（図12-3―）の**3本の線**です（**Step 3なだけに**）．LLLのLサインもここで確認することになります（前述した3本の線と同じことですが）．横隔膜はStep 1でも確認していますが，ここではシルエット（線）が追えるかどうかを主に確認します．シルエットが追えなければ，横に影あり，でしたね．

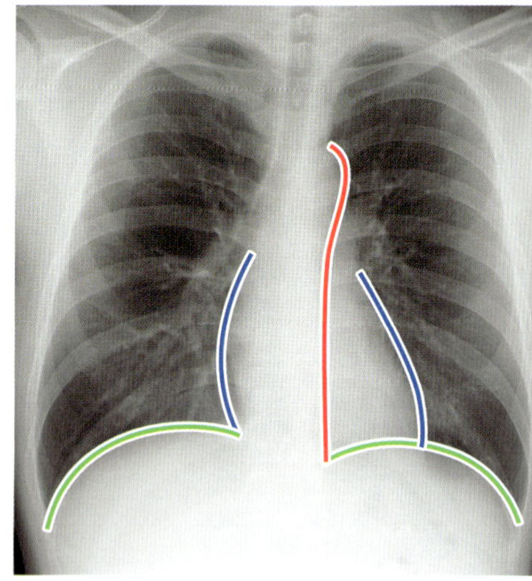

図12-3　Step 3：3本の線とLLL

Step 4：閑古鳥とAP windowを探せ

いよいよ閑古鳥（**第1話**）の出番です．左右肺門の血管影を確認します．閑古鳥の上の尻尾は右上肺静脈，下の羽は右下肺動脈，頭部は左肺動脈，鶏冠・クチバシはそれぞれ上下に分岐した肺動脈でしたね．肺門の高さも確認します．閑古鳥は頭（ず）が高い（左が上）のですよ．

ここで忘れてはならないのは，AP window（**第4話**）の確認です．大動脈弓部と閑古鳥の頭の間（図12-4➔）には，スペースがある（くさびが打てる）はずです．目線を閑古鳥の頭まで追ったついでに，その頭の上の凹みを確認しましょう．

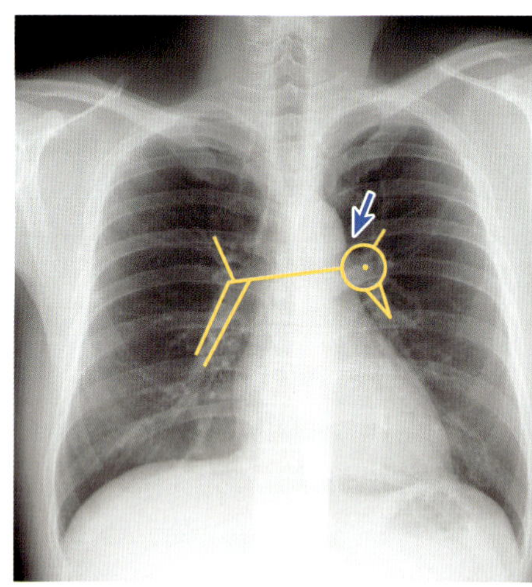

図12-4　Step 4：閑古鳥とAP window

■ Step 5：血管影の先細り

やっと肺野に行きます．まずは血管影の先細りを確認します．心臓の裏，横隔膜の下まで気を抜かないように血管影を追いましょう．しっかり枯れ木になっているでしょうか．図12-5で血管影の広がりをイメージしてください．立位では上肺野に比べて下肺野で血管影は賑やかに見えるのでしたね．

■は肺動脈，■は左房に戻る肺静脈です．怪しい方は復習しましょう（第9話）．

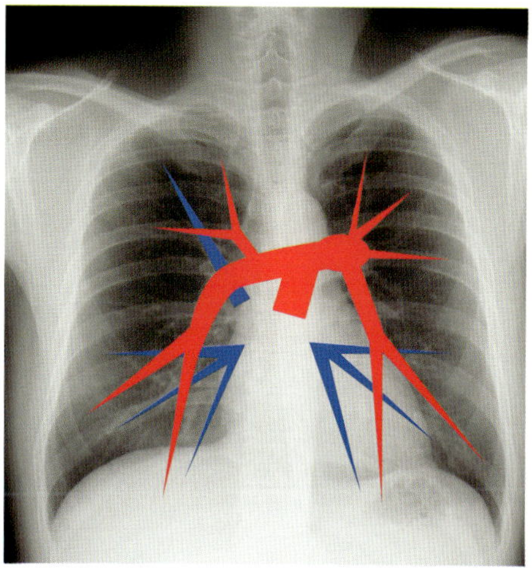

図12-5　Step 5：血管影の先細り

■ Step 6：肺野の左右差

肺野の左右差を見ます（図12-6）．肺野の白さ，黒さだけでなく，鎖骨や肋骨の重なる部分の左右差も意識しましょう．浸潤影や結節影，左右差からわかる気胸なども検出できます．

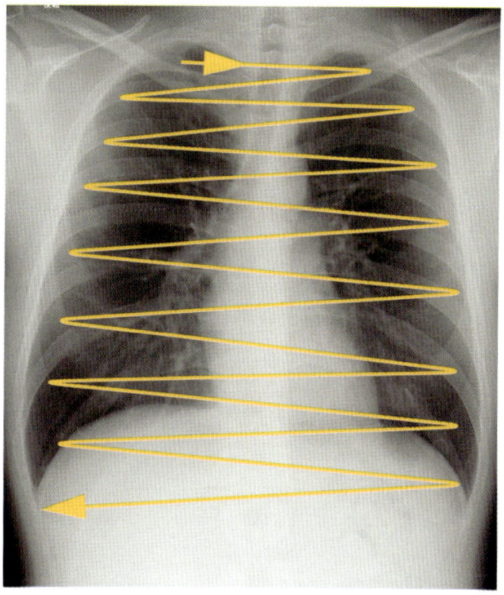

図12-6　Step 6：肺野の左右差

■ Step 7：片肺ずつ念入りに

今度は肺野を左右それぞれ念入りに見ていきます（図12-7）．Step 6がスキー競技の「大回転」のシュプール※だとすると，Step 7は「デュアルモーグル」です．もちろん左右同時に滑る必要はありません．心臓の裏や横隔膜の下にもシュプールがあることに注目してください．

※スキーで滑った跡

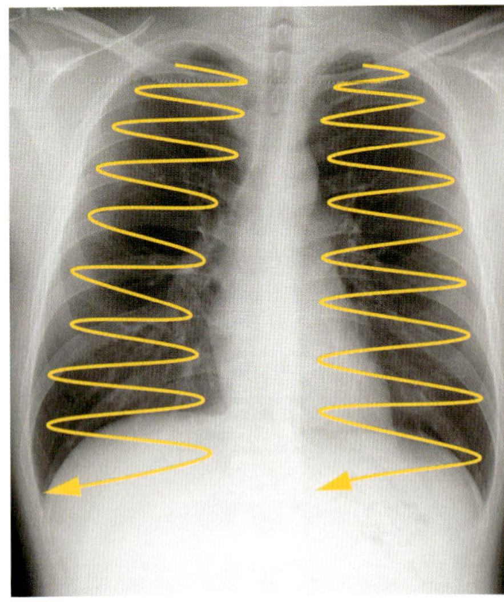

図12-7　Step 7：片肺ずつ念入りに

■ おまけ

Step 7までで十分なのですが，私は念には念を入れて，見逃しやすい場所（過去の自分の経験で見落とすことが多い場所，図12-8○）を最後にもう一度確認します．具体的には「かくれんぼ」しやすい部分である，左右の鎖骨の裏（後方），右心陰影の裏（後方），左心陰影の裏（後方），左右の横隔膜の下（後方）です．

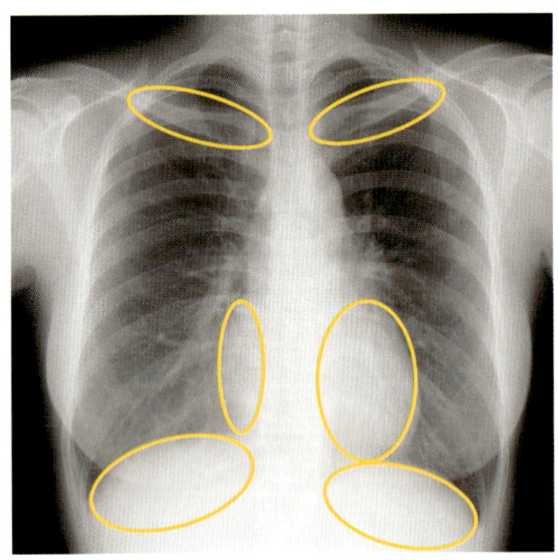

図12-8　おまけのStep

かくれんぼしやすい場所．

4 おわりに

このような形で，自分なりの読影の順序を決めておくと，見落としが少なくなると思います．ポイントを外さず，**隅々まで見ることが大切です**．皆さんは普段外来や検診などで1枚の胸部X線写真を何秒見て判断していますか？ 絵本の「ウォーリーをさがせ！」では，ウォーリーを見つけるまで時間をかけることができますが，日常診療では，1分以内にウォーリーがいるのかいないのか，いるとすればどこにどんな形で，何人いるのかを判断しなければならないのです．

まとめ

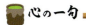

- 見落としのないように自分なりの順序を決めて読影する！
- 隅々まで見ることが大切！

心の一句

順序決め いつも通りの カゲ7（セブン）

参考文献

1）「EUROPEAN CENTRAL BANK」：http://www.ecb.europa.eu/euro/banknotes/denominations/html/index.en.html（2019年2月閲覧）

2）「胸部写真の読み方と楽しみ方」（佐藤雅史／著），学研メディカル秀潤社，2003

3）「改訂第5版 外傷初期診療ガイドラインJATEC」（日本外傷学会 & 日本救急医学会／監），へるす出版，2016

第13話

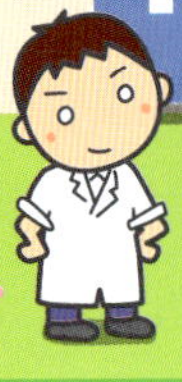

腕だめし—練習問題

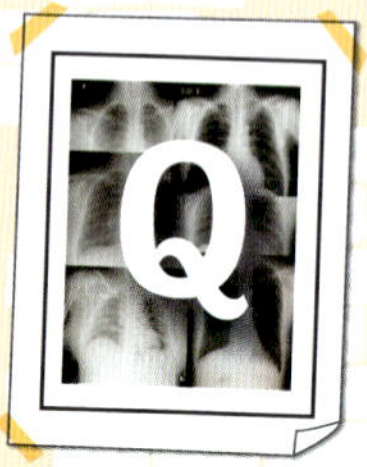
Q

それでは**第12話**の7ステップ，**カゲ7**に沿って実際に読影してみましょう．解説の●の中の番号は**第12話**のStepを示しています．あえて主訴などは伏せてあるので，画像だけで勝負してみましょう．途中で異常所見を見つけても，そこで系統的読影を終わってはいけません．しっかりと最後までステップを登りきりましょう．

1 Case 1 (A→P像，坐位)

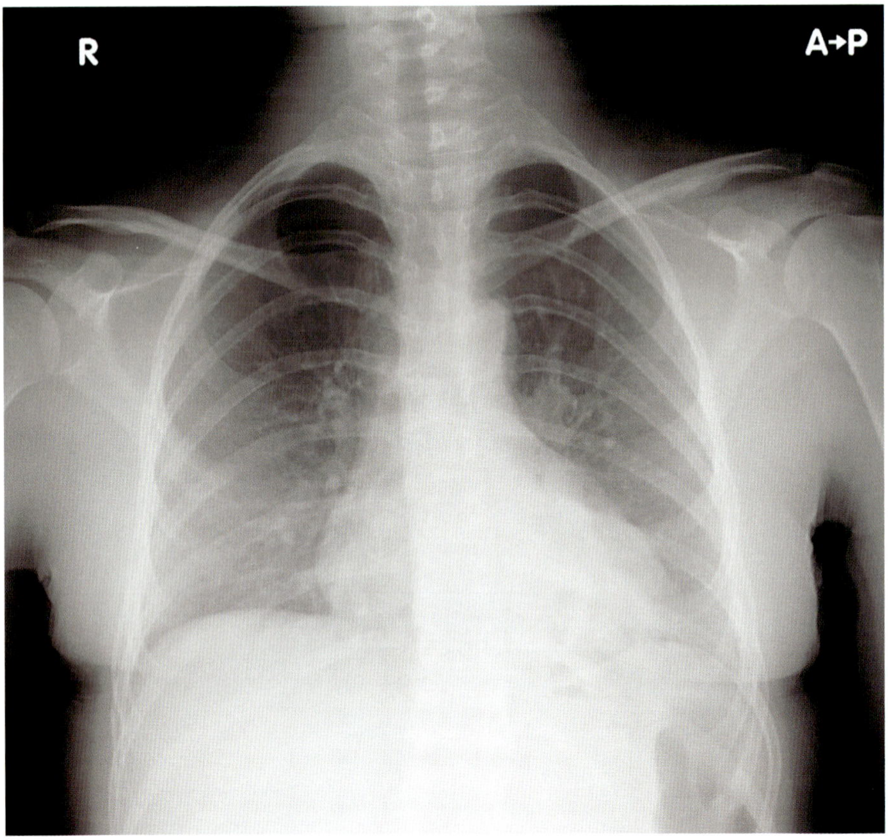
R
A→P

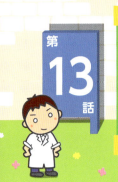

❶ 軟部陰影は問題ありませんが，体格がよさそうなご婦人です．気管周囲，傍気管線は異常なし．気管分岐角はやや開大気味です．腹部も問題ありません．

❷ 骨は問題ありません．

❸ Step 3 なだけに3本の線を確認しましょう．すると下行大動脈左縁の線が下部で追えません（図13-1Ⓐ）．また左横隔膜の線も内側で不鮮明です．シルエットサイン陽性です（LLLのLサインが一部で途切れています）．左下葉背側（特に下行大動脈に接する部位）に浸潤影があることが疑われます．軟部組織が分厚くて両下肺野が全体的に白っぽくなっても騙されてはいけません．3本の線の有無を淡々と確認しましょう．

❹ 閉古鳥は問題なく，AP window も確認できます．

❺ 左上肺野の血管影がやや目立ちますが，先細りはしています．左右の心陰影に重なる部分の血管影が追えません．ということはその周囲に浸潤影がありそうです．

❻ 右心陰影と左心陰影の白さに左右差があります（左がより白い）．両下肺野が白っぽく見えるのは軟部陰影の影響もありそうです．

❼ 左右の肺野をそれぞれ見ても，今までのStepで認めた所見と同様の所見です．この胸部単純X線写真からCT（図13-1Ⓑ）のような左下葉の浸潤影（肺炎）を想像できましたか？

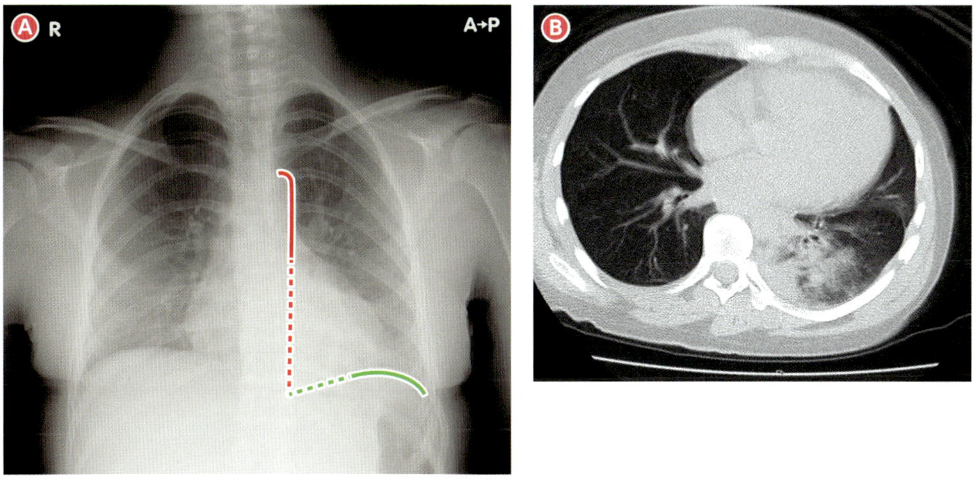
Ⓐ R
A→P
Ⓑ

図13-1

2 Case 2 (P→A像, 立位)

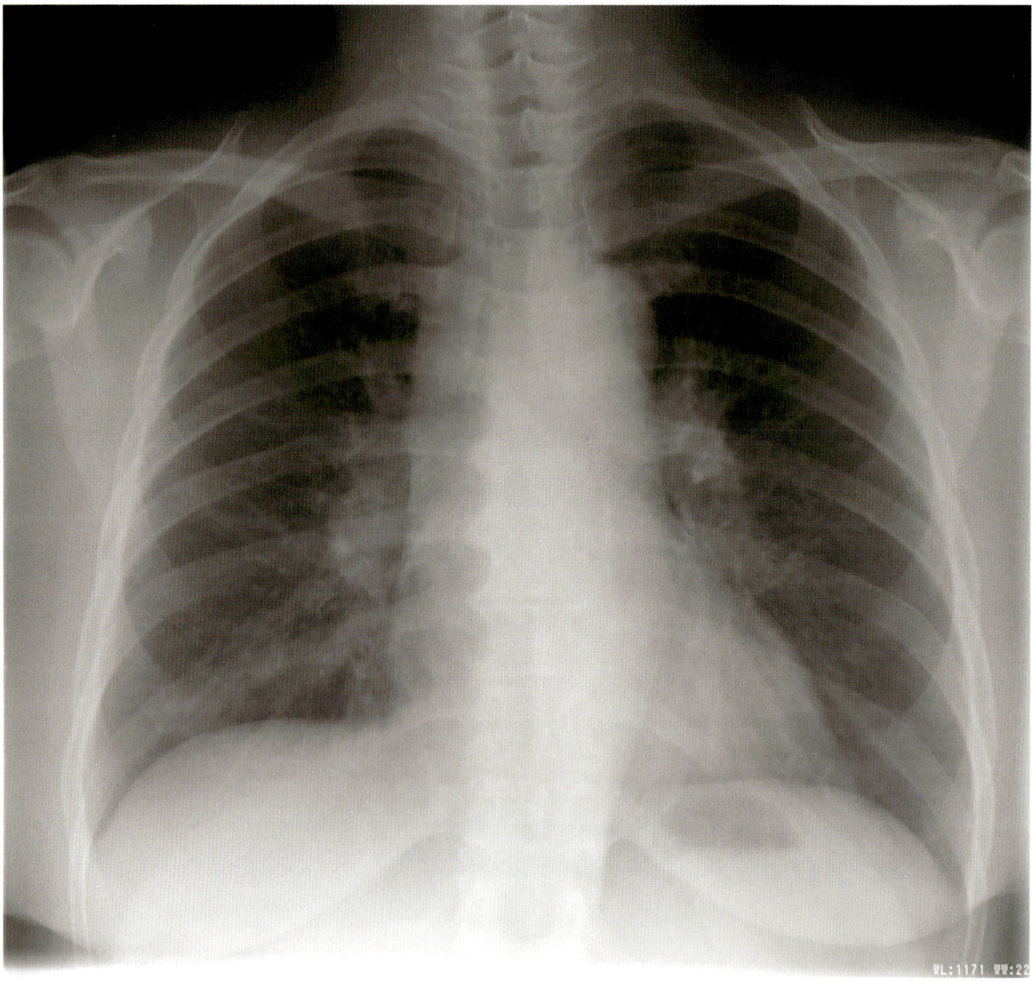
WL:1171 WW:22

❶ 少し欠けてしまっていますが，軟部陰影が厚く，体格のいいご婦人であることがわかります．胃泡と左横隔膜の距離は問題ありません．気管周囲を見ると，傍気管線と奇静脈弓が明らかに分厚くなっています（図13-2Ⓐ↔）．
❷ 骨に異常は認めません．
❸ どの線もしっかりと追うことができます．
❹ 閑古鳥の下の羽が厚く，頭部も拡大しています（図13-2Ⓐ—）．AP window も確認しづらいです．
❺ 血管影は両下肺で目立ちますが，胸膜直下1～2 cmには認めず，先細りもしています．
❻ それぞれの肺をよく見ると，両下肺野に少し粒々した陰影があるようにも見えます．軟部陰影が厚いせいで白っぽく見えるので，目立つのかもしれません．

まとめると，**傍気管線と奇静脈弓の拡大**，**両肺門部の拡大**，両下肺野に粒状影があるかもしれない，という所見です．CTでは縦隔・肺門リンパ節が拡大しており（図13-2Ⓑ→），精査の結果，サルコイドーシスと診断されました．病名を当てる必要はありません．このX線写真は異常だからCTを撮ろうとか，専門医に相談しようというアプローチができれば大丈夫です．

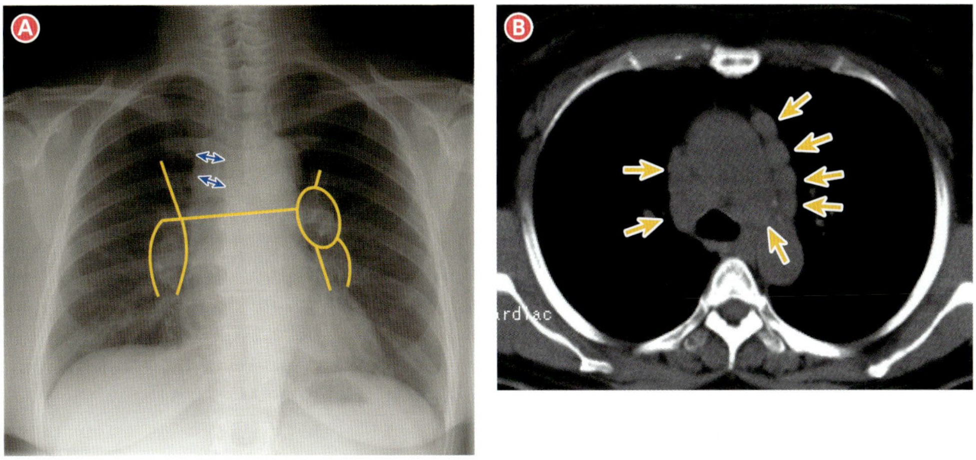
A
B
rdiac

図13-2

3 Case 3（A→P像，臥位）

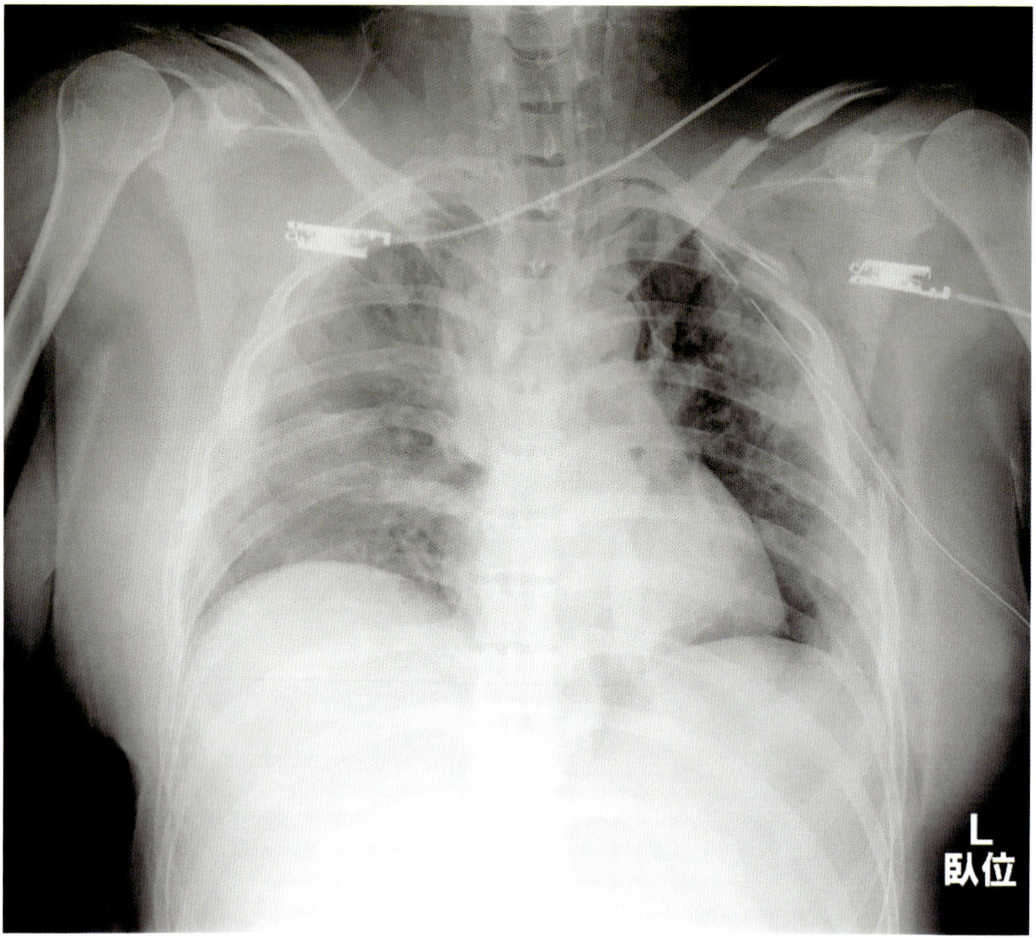
L
臥位

❶ 軟部陰影を見ていくと，左側胸部に皮下気腫を認め，気管周囲にも縦のスジ状の空気があり，縦隔気腫を認めます（図13-3➡）．左胸腔にドレナージチューブが挿入されています．先端位置は問題なさそうです．モニター心電図が装着されています．撮影中もモニタリングを続けなければならない不安定な状態なのでしょう．

❷ 左鎖骨が折れています．肋骨も1本1本見ていくと，両側に多発肋骨骨折を認めます（図13-3○）．何本かは複数カ所で折れています．複数の肋骨が複数カ所で折れると，フレイルチェストの危険があるので，身体所見で呼吸様式を確認しなくてはなりません．

❸ 3本の線を確認すると下行大動脈左縁の線が追えません（図13-3┅）．右心陰影もぼやけています（左心陰影と比べると明らかです）．

❹ 閑古鳥は，まあ正常としましょう（閑古鳥の尾や羽が見えにくいのも肺に陰影がある証しです）．AP windowは凹みとして確認できます．

❺ 血管陰影は，右肺では全体的に白くて末梢までうまく追えません．左は全体的に賑やかに見えます．

❻ 右肺で全体的に透過性が低下しており，左肺ではむしろ透過性が亢進して見えます．

❼ 片方ずつ見ても右肺で全体的に白く，左肺には心陰影の背側に浸潤影とair bronchogramを認めます．

精査の結果は，両側多発肋骨骨折，皮下気腫，縦隔気腫，左気胸，両側肺挫傷，両側血胸でした．両側に肺挫傷と血胸があるので，両側とも白くなるべきところですが，左は気胸により胸腔内に空気が存在するために，黒く見えたものと思われます．臥位なので，虚脱した肺の線は明らかではなかったと思われます．左下葉には濃厚な浸潤影（肺挫傷）を認めました．

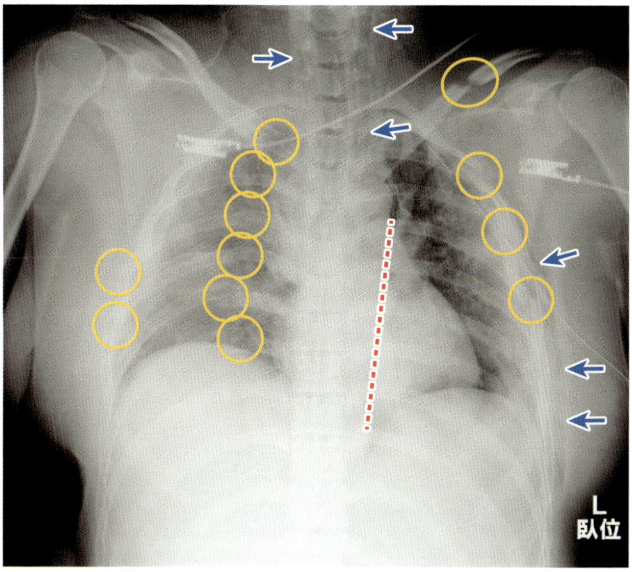
L
臥位

図13-3

4 Case 4 (P→A像, 立位)

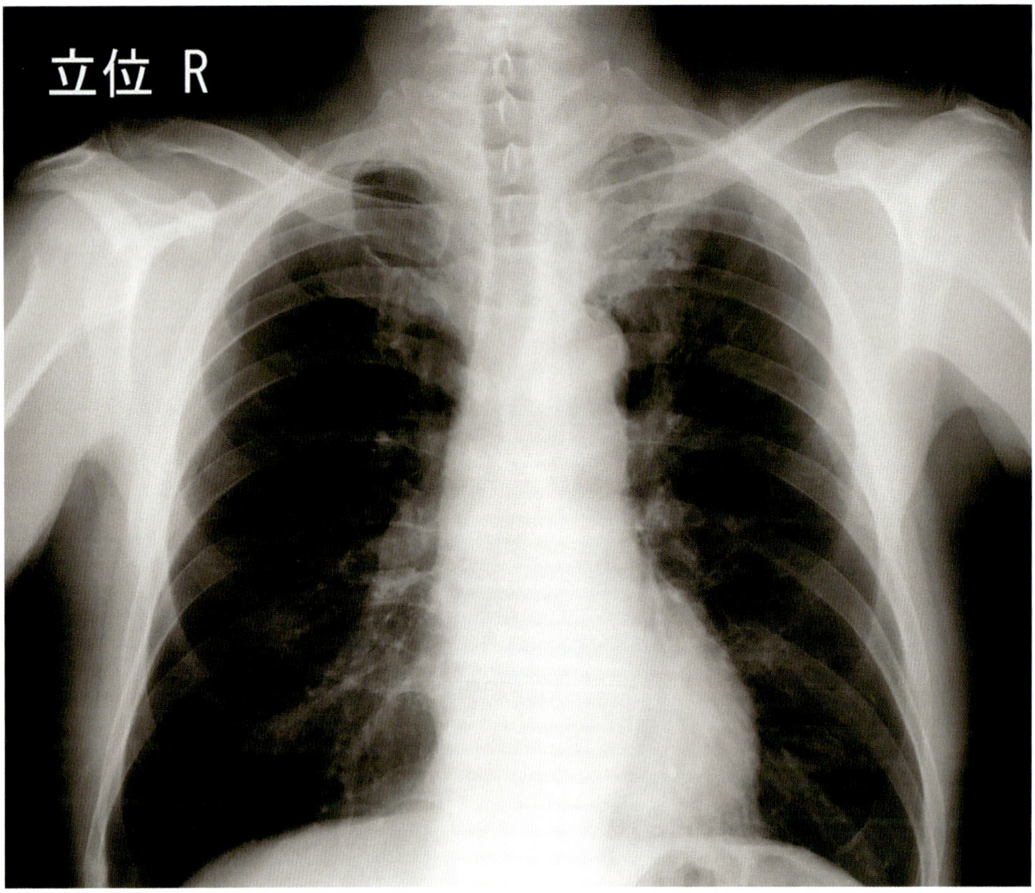
立位 R

❶ 肺の周囲の軟部組織に異常はなく，気管分岐，傍気管線，胃泡と左横隔膜の距離，左右の横隔膜の高さなど，問題ありません．
❷ 骨の異常はなさそうです．
❸ 3本の線は問題なく追えます．
❹ 閑古鳥は問題ありません．AP window も凹みとして確認できます．
❺ 血管陰影も追え，先細りもしています．
❻ 右肺と左肺を比べると，肺尖部で左右差があります．左の方が白く見えます（図13-4Ⓐ◌）．この部分は鎖骨と第1肋骨が重なる部分で，白く見えがちですが，それを差し引いても左右差を認めます．
❼ 片方ずつ見ても左肺尖部の縦隔側に浸潤影がありそうです．

おまけで，見逃しやすい場所（かくれんぼしやすい場所）を確認します．やはり左鎖骨の裏が気になります．

CT ではやはり左上葉に浸潤影を認めました（図13-4Ⓑ→）．

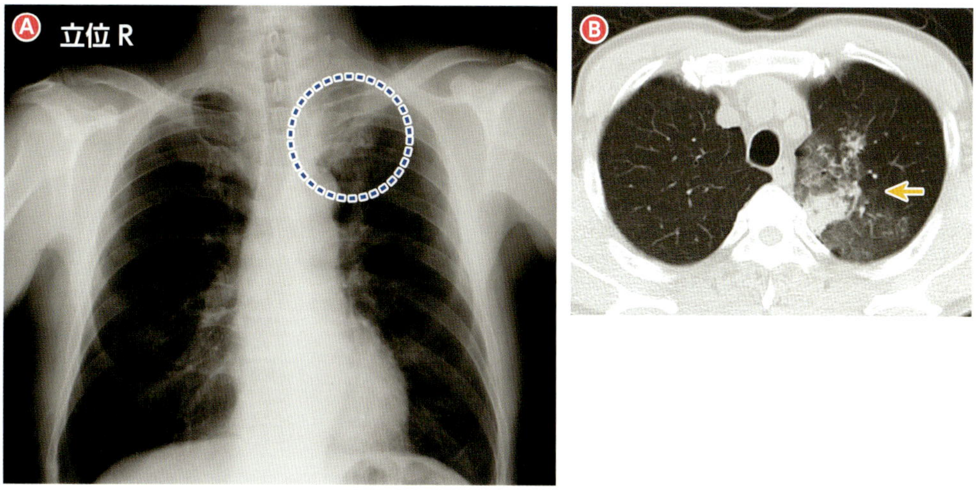
Ⓐ 立位 R
Ⓑ

図13-4

5 Case 5 (A→P像，臥位)

同じ写真を，条件を少し変えて提示しています．

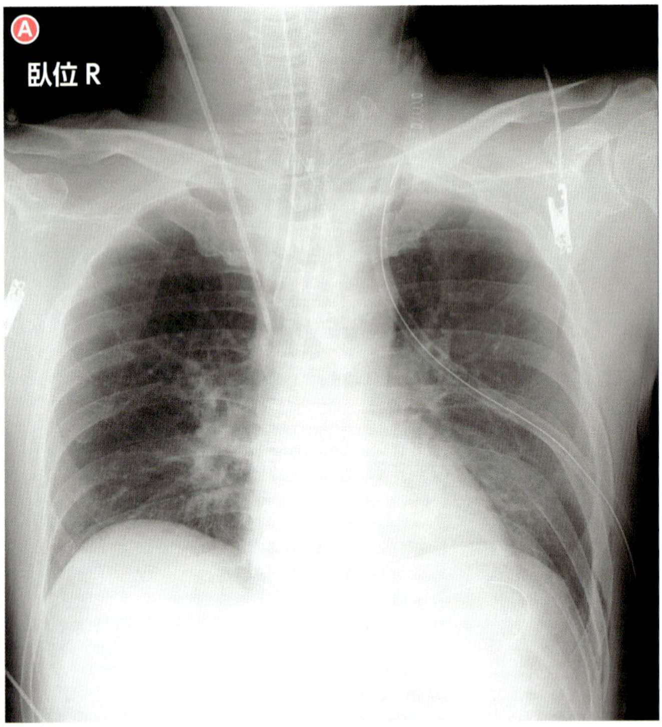
A
臥位 R

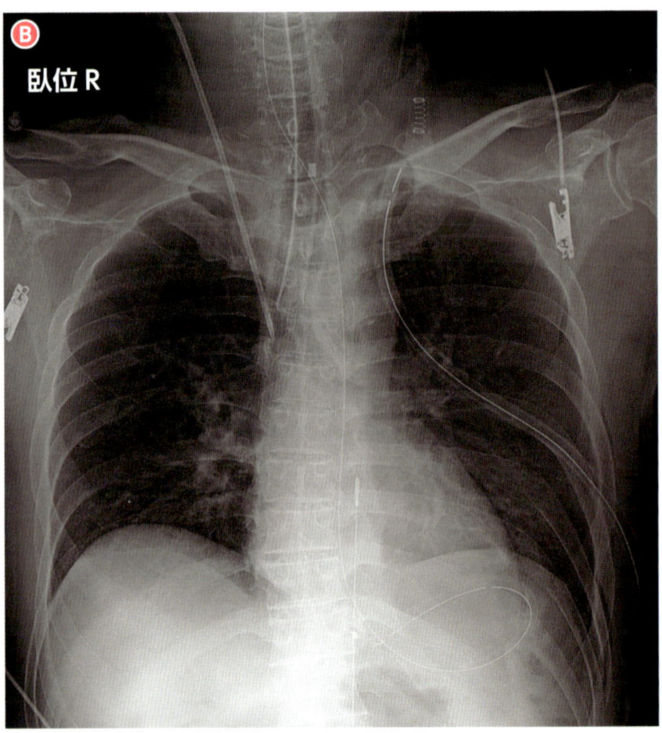
B
臥位 R

❶ 肺の周囲の軟部組織を見ると，左側胸部に皮下気腫を認めます（図13-5Ⓐ→）．外堀の位置ですね．続いて気管・気管支から内堀に目を移すと，左心陰影に沿って縦隔気腫を認めます（図13-5Ⓐ►）．傍気管線，気管分岐部はまあいいとしましょう．胃泡は臥位のためはっきりしませんが，胃管の入っているところが胃なのでしょう．CP angleは左がやや切れ込んで見えます．皮下気腫も併せて考えるとdeep sulcus signと思われます（図13-5Ⓐ◌）．気胸がありそうです．今度はチューブ類を確認してみましょう．気管挿管チューブ（図13-5Ⓑ■）や右内頸静脈から挿入されている中心静脈カテーテル（図13-5Ⓑ—），胃管（図13-5Ⓑ—），左胸腔ドレーン（図13-5Ⓑ—），大動脈遮断バルーン（図13-5Ⓑ…）が挿入されています．気管挿管チューブ，胃管，胸腔ドレーンはやや深いですね…．この後調整が必要でしょう．Step 1が盛りだくさんでしたね．

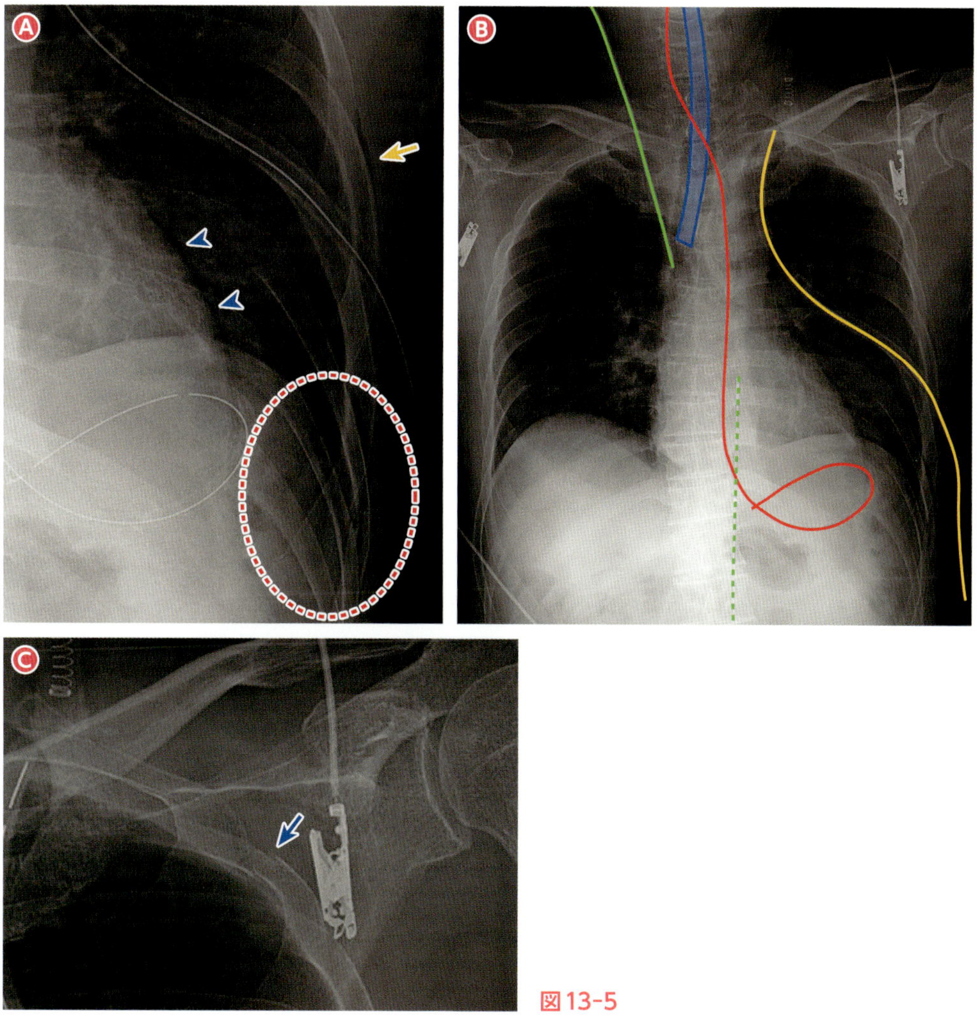

図13-5

❷ 骨は左の第3肋骨の骨折を認めます（図13-5Ⓒ➡）．まあ，外傷で皮下気腫があったら肋骨骨折と気胸はあると考えて診療すべきでしょう．
❸ 3本の線は，下行大動脈左縁の下部がやや不鮮明です．
❹ 閑古鳥の尻尾側が不鮮明です．右肺門の周囲に浸潤影（外傷とすれば肺挫傷）があるのかもしれません．AP windowは凹みとして確認できます．
❺ 血管陰影も追え，先細りもしています．
❻ 大きな左右差はありません．
❼ 片方ずつ見ても右肺門部下部は気になりますが，はっきりとした浸潤影はありません．

本症例は多発外傷でした．左血気胸，左多発肋骨骨折，腹部臓器損傷を認めました．出血性ショックの蘇生中はカゲ7でじっくり読影している暇はありません．外傷初期診療ガイドラインJATEC[1)]に則った診療が求められます．

6 Case 6 (P→A像，立位)

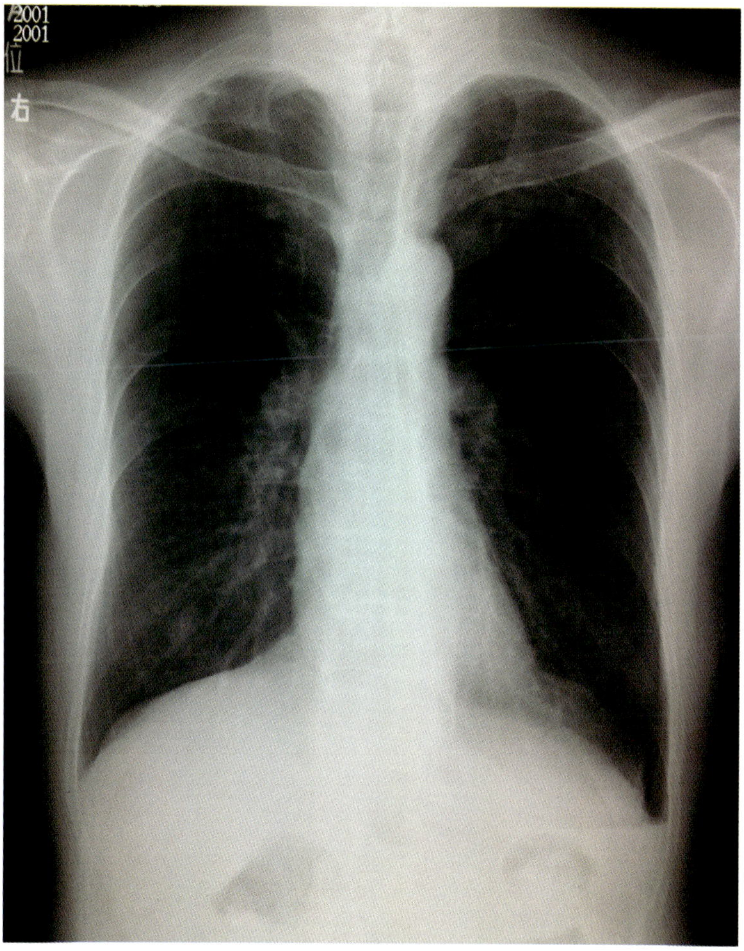
2001
2001
位
右

では最後の症例です．まずは上の写真だけで読影してみましょう．画質と印刷の関係で少し見えにくいので，拡大図でヒントをお示しします．

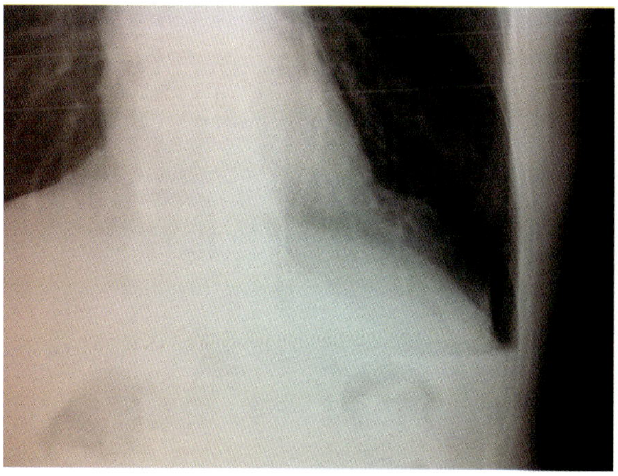

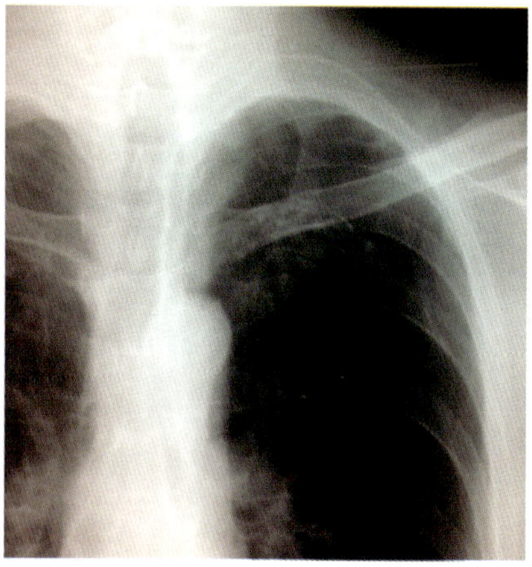

それではステップに沿って確認してみましょう．

❶ 肺の周囲の軟部組織は問題ないですが，胃泡と左横隔膜の距離が広がっているように見えます（図13-6 ↔）．そしてよく見ると左のCP angle付近に水平線が出現しています（図13-6 →）．

❷ 骨の異常はなさそうです．

❸ 3本の線は問題なく追えます．

❹ 閑古鳥が下を向いてしまっています（図13-6 —）．AP windowは確認できます．

❺ 両下肺野では血管陰影も追え，先細りもしていますが，中肺野では血管陰影があまり目立たず，透過性亢進・過膨張がありそうです．

❻ 左右を比べると，右肺尖部が白っぽくなっています（図13-6 ◌）．左肺尖部に虚脱した肺のラインが見えます（図13-6 ---）．肺野は全体的に縦長で透過性も亢進し，COPDが疑われます．

❼ 片方ずつ見てもStep❻と同様の所見を認めます．

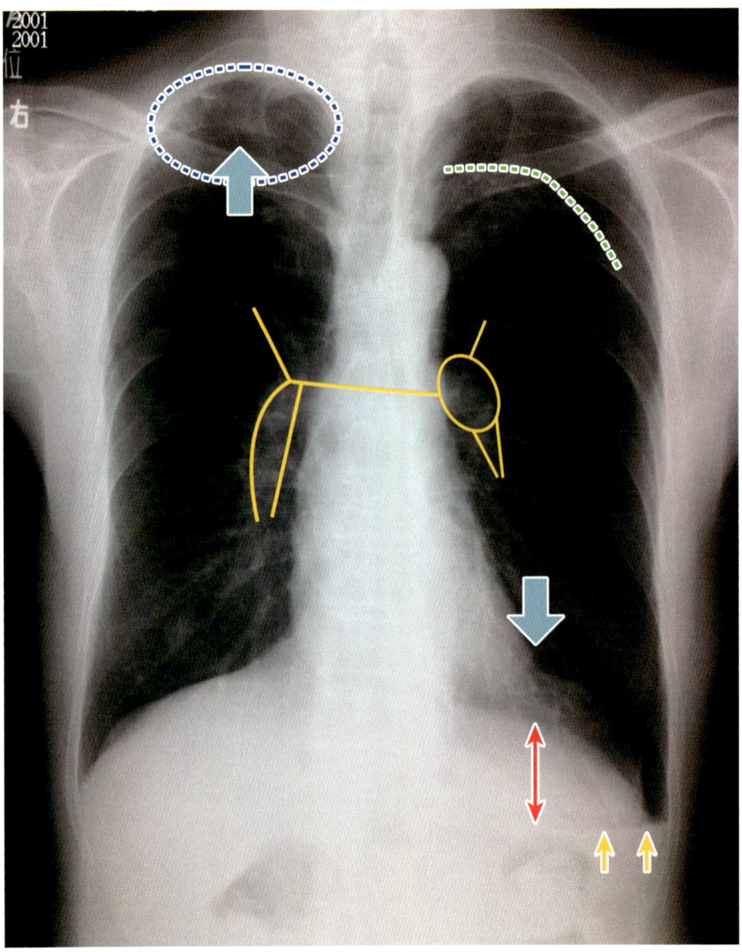

2001
2001
位
右

図13-6

この症例はもともとCOPDの既往のある左気胸でした．左胸水が併存していたために，水平線が出現したのでした．虚脱した肺のラインがわからなくても，「水平線があれば気胸あり」でしたね．閑古鳥が傾いた原因は右肺尖部に陳旧性の収縮するような病変があり（図13-6 ◌），右肺が上に引っ張られたことと，左気胸により左の胸腔内圧が上昇し，左の横隔膜を下方に押し下げ，虚脱した左肺が下方に偏位したことによると考えられます（図13-6 ➡）．

腕だめしはいかがでしたか？ 必ずしもカゲ7に従って読む必要はありませんが，自分なりに順序を決めて見えているのに読めなかった部分がないようにしましょう．

まとめ

- 見落とさないことが大切！
- そのため，順序を決めて最後まで読むようにする！
- 見落とさないための読む順序の1つが「カゲ7」！

心の一句

カゲ7 見落としなければ なんでもいい

参考文献

1）「改訂第5版 外傷初期診療ガイドライン JATEC」（日本外傷学会 & 日本救急医学会 /監），へるす出版，2016

第14話

異常影がなければ一安心!?
主訴をもとに読む

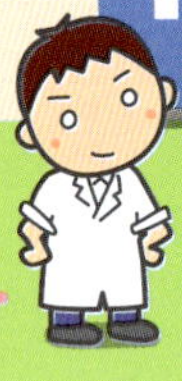

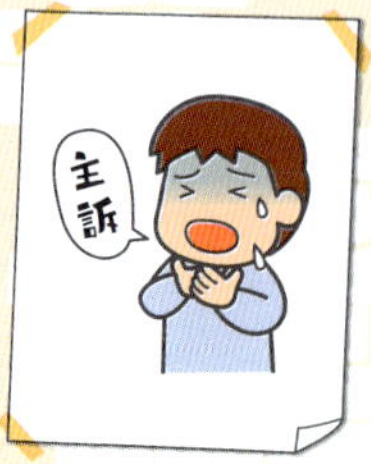
主訴

1 読影の心得

本書では病名までは語らないと言っておきながら，主訴から病態を鑑別していくのに胸部X線写真がどのような役割を果たすのかを，少しだけ書いておきたいと思います．

緊急性のないときは，まずは主訴（症状）は考えずに，心を無にして系統的に読影します．その後，主訴・病歴や身体所見から挙げた鑑別診断を考えながら読影してみましょう．

2 呼吸困難

呼吸困難・呼吸不全＝肺が悪いわけではありません．呼吸中枢の異常，胸郭を動かしている筋肉の異常（神経筋疾患など），アシドーシスを代償する過換気，貧血など原因は多岐にわたります．本書のテーマは診断学や臨床推論ではないので，そのあたりは深く語りませんが，診断のためのツールとして，胸部X線写真はかなり早い時期に登場すると思います．そこで，呼吸困難を訴える患者の胸部X線写真を見ていきましょう．ここでは主訴だけ聞いて，次は胸部X線写真を撮影したという，臨床医としてはちょっとイマイチなシチュエーションで考えてみたいと思います．

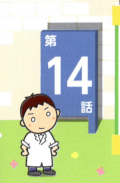

Case 1：呼吸困難，室内気で動脈血酸素飽和度（SpO_2）85％

では救急外来を想定して，図14-1Ⓐの胸部X線写真を30秒ぐらいでカゲ7に沿って読影してみましょう．

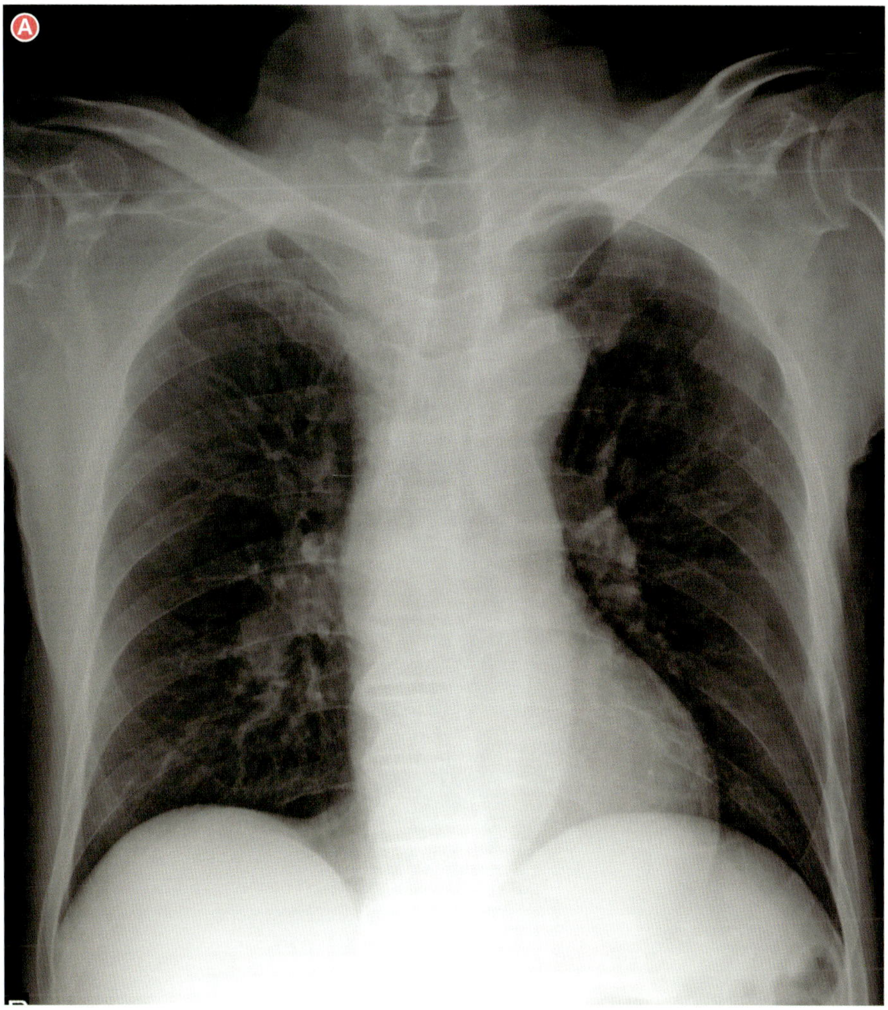

図14-1Ⓐ　Case1：呼吸困難①

❶ 肺の周囲は特に問題なく，気管分岐部は軽度開大しています．

❷ 骨の異常は認めません．

❸ 3本の線は問題なく追えます．

❹ 閑古鳥の下側の羽が太く，頭も面長になって，鶏冠も目立ちます．閑古鳥というよりはまるで牛のようです（図14-1Ⓑ）．AP windowは凹みとして確認できます．

❺ 血管陰影は先細りしていますが，肺動脈の枝は中枢から急激に先細りしているようにも見えます．

❻ 左右を比べても肺野に大きな異常は認めません．

❼ 片方ずつよく見ても肺野に異常は認めません．

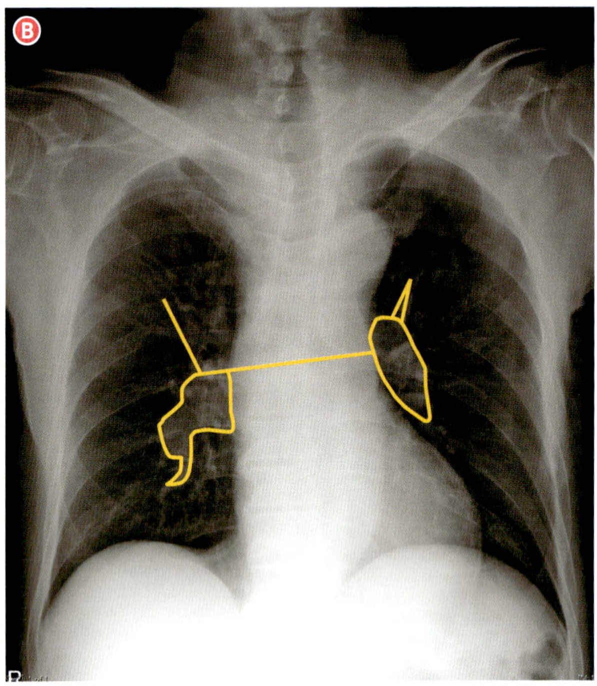
Ⓑ

図14-1Ⓑ　Ⓐにシェーマを加えたもの

呼吸不全があるのに，肺野に明らかな異常がない，困った状態です．造影CTを撮影すると，左右の肺動脈に大きな血栓があり，これにより中枢側の肺動脈が拡張しています（図14-1Ⓒ，Ⓓ）．➡は右肺動脈の血栓を示し，➡は左肺動脈の血栓を示します．閑古鳥の下側の羽の拡大は図14-1Ⓒ➡の部分に相当します．閑古鳥の頭が面長になっているのは，図14-1Ⓓ➡の左肺動脈の中枢側が太くなり，くちばしと丸い頭が合体して見えたのです．鶏冠が牛の角のように見えたのも，左上に向かう肺動脈の枝が拡張していたためと考えられます．

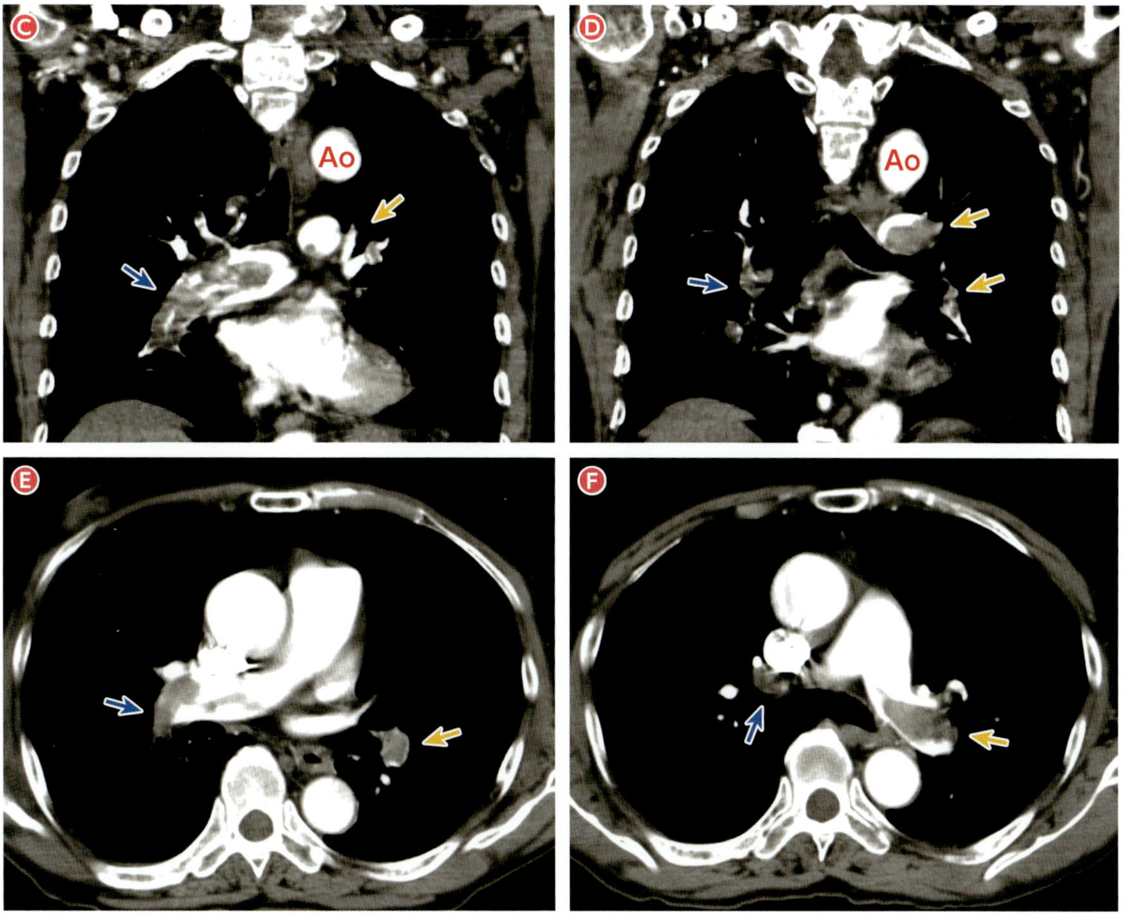
Ⓒ
Ao
Ⓓ
Ao
Ⓔ
Ⓕ

図14-1Ⓒ〜Ⓕ　Case 1のCT
左右の肺動脈に血栓を認め，肺動脈の中枢側が拡大しています．
Ao：大動脈
➡：右肺動脈の血栓
➡：左肺動脈の血栓

このように中枢側の肺動脈が拡張し，その先が急激に細くなるような所見はナックルサイン（Knuckle sign）と呼ばれ，肺血栓塞栓症でみられることがあります．その他にも肺血栓塞栓症では，肺動脈が閉塞することにより末梢へ流れる血液が減少するために，その領域の透過性亢進を示すWestermark's signが有名です．ところが，部分的な透過性亢進なんて定量化できませんし，少し体が傾いていたり，軟部組織の部分的な厚さの違いでもそう見えてしまいます．末梢の肺梗塞により胸膜に接して楔状の陰影を示すHampton's hump signなんてものもありますが，肺塞栓＝肺梗塞に陥るわけでもありません．肺血栓塞栓症の約8割の症例で何らかの胸部X線写真の異常が出るとは言われていますが，無気肺や胸水，心拡大など非特異的なものが多く，何も所見がない場合も2割程度存在します[1)2)]．このため，**肺血栓塞栓症＝胸部X線写真ほぼ正常**だと覚えておきましょう！ そう，**呼吸不全があるのに，胸部X線にあまり所見がないことが，肺血栓塞栓症を疑う所見**なのです．

Case 2：呼吸困難，室内気でSpO_2 85％

さらに同じような呼吸困難の症例が続きますが，頑張って読影してみましょう．

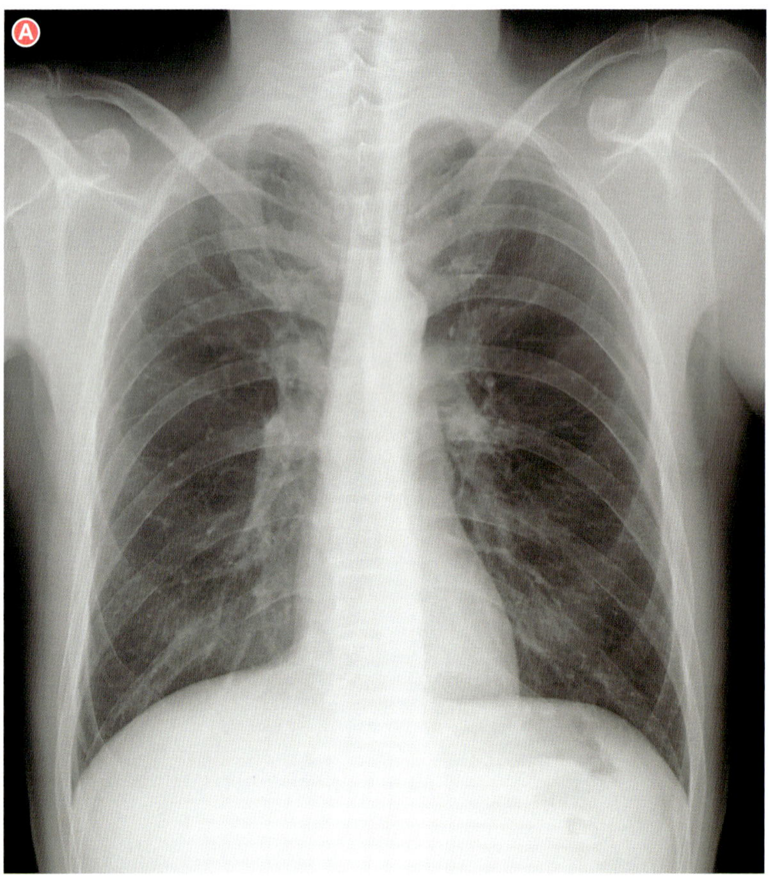

図14-2Ⓐ Case2：呼吸困難②

❶ 肺の周囲は特に問題ありません．少し見にくいですが，気管分岐角は狭小化し（図14-2Ⓑ—），縦隔陰影が細長くなっています．いわゆる涙状心です．
❷ 骨の異常は認めません．
❸ 3本の線は問題なく追えます．
❹ 閑古鳥の上の尾と下の羽が太く，頭も面長になって，鶏冠とクチバシも目立ちます（図14-2Ⓑ—）．AP windowは凹みとして確認できます．
❺ 血管陰影は先細りしていますが，枝ぶりは目立ちます．
❻ 左右を比べると肺野に大きな浸潤影はありませんが，肺野は大きく，縦隔陰影が相対的に縮小しています．
❼ 片方ずつよく見ても肺野に異常は認めません．

結論から言うと，この症例は気管支喘息発作でした．当然Case1のように肺血栓塞栓症も画像上鑑別に挙がります．気管支喘息では末梢気道の狭窄によりair trappingが起こり，肺胞の過膨張が起こり，胸腔内圧が上昇します．このため，縦隔は圧の上がった両側の肺により圧迫され，スリムになってしまいます（図14-2Ⓑ➔）．また肺胞の過膨張により肺の毛細血管も圧迫され，肺の血管抵抗も上昇します．すると肺動脈の圧が上昇するため，胸部X線写真で閑古鳥が目立つようになることもあります．しかしこれらの所見は必ずみられるものでもないので，**気管支喘息発作＝胸部X線写真（ほぼ）正常**と考えて問題ありません．似た病態としてCOPDの急性増悪も過膨張以外の所見はないことが多いです．

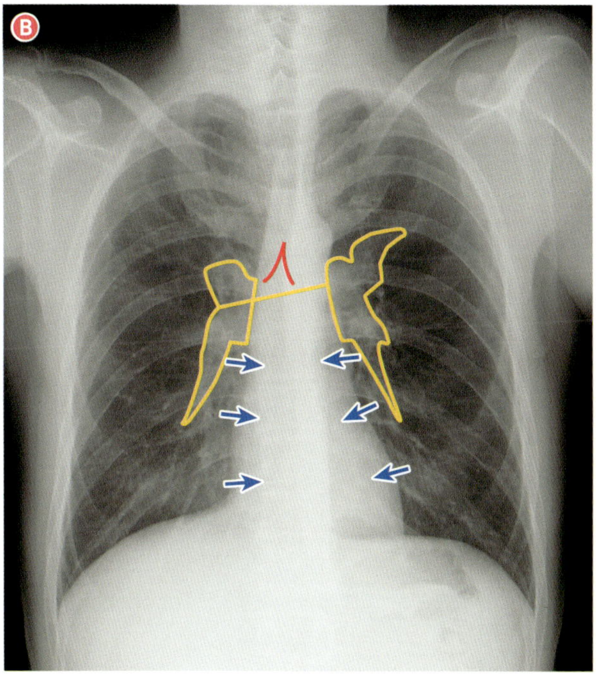

図14-2Ⓑ　Ⓐにシェーマを加えたもの

ただし，喘息発作やCOPD急性増悪の合併症として肺炎，縦隔気腫，気胸，鑑別疾患として心不全・肺水腫，気道異物，肺血栓塞栓症などがあるので，どうせ撮影しても正常なら検査不要，というわけではありません．**他疾患や合併症の除外として使える**と覚えておきましょう．

気管支喘息発作では，胸部X線写真よりも病歴で既往，気道過敏性，日内変動を聞いたり，身体所見で喘鳴，呼気延長などを確認した方が診断の近道です．COPDでは喫煙歴，慢性症状の有無，気管短縮，胸鎖乳突筋など呼吸補助筋の発達，口すぼめ呼吸などを確認する方が有用でしょう．

Case 3：呼吸困難，室内気で SpO_2 85％

まだまだ呼吸困難の症例が続きます．重要な症候なので，しつこいと思わずに読影してみましょう．

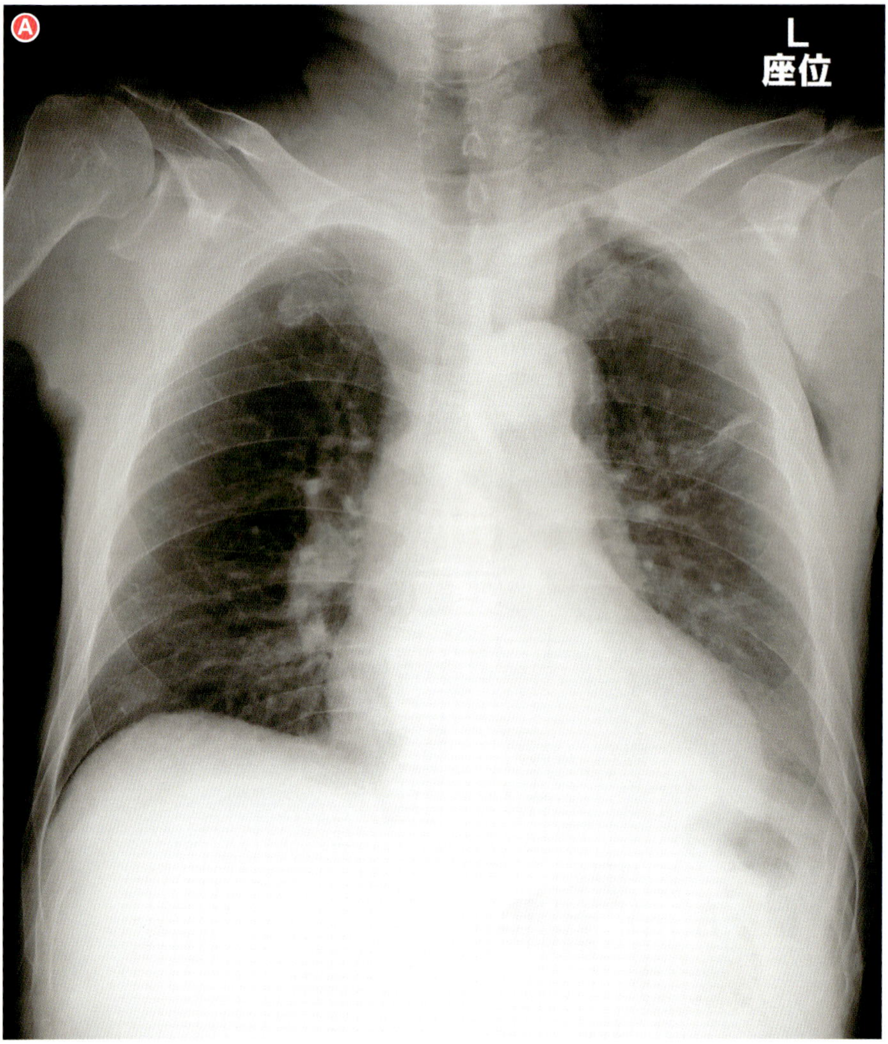

Ⓐ
L
座位

図14-3Ⓐ　Case3：呼吸困難③

❶ 画像の隅に座位と書いてありますが，実際にはほぼ臥位に近い状態で撮影されたものです．肺の周囲を見ると，左側胸部と頸部に皮下気腫を認めます（図14-3Ⓑ➔）．
❷ 印刷の関係で見にくいのですが，左の肋骨骨折を認めます（図14-3Ⓑ◌）．
❸ 3本の線を確認しましょう．下行大動脈の線が追えません．また左横隔膜の線も縦隔側で追えません（図14-3Ⓑ）．LLLのLサイン陽性とも言えます．
❹ 閑古鳥はやや下側の羽が太めで頭が見えにくいです．吸気が悪いことも影響しているのかもしれません．
❺ 血管陰影は先細りしていますが，心陰影の背側では血管影が追えません．
❻ 左右を比べると左上肺野に索状影を認めます．左肺全体が右に比べると白っぽく見えますが，少し傾いて撮影されている影響かもしれません．左肺尖部も右に比べると何だかモヤモヤしています．
❼ 片方ずつよく見ても❻と同じ所見です．

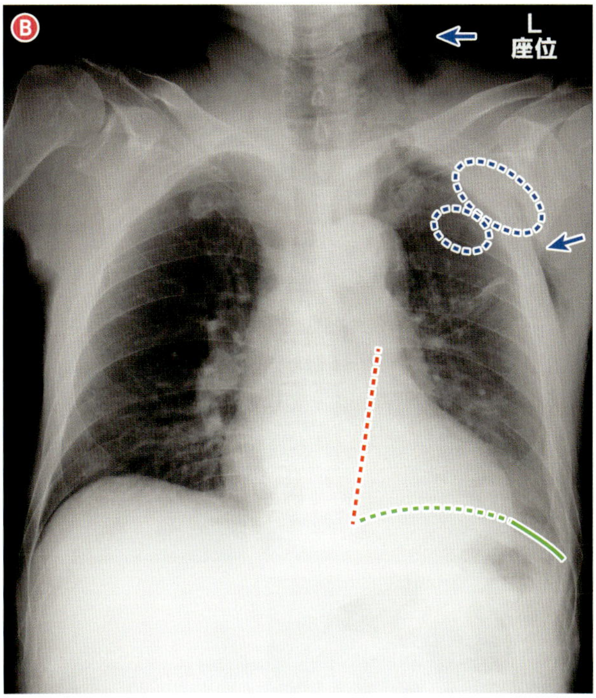
Ⓑ
L
座位

図14-3Ⓑ　Ⓐにシェーマを加えたもの

まとめると多少の所見は認めるものの，呼吸不全をきたすかと言われると，それほどの陰影はありません．精査のためCTを撮影してみると，左気胸を認めました（図14-3Ⓓ，Ⓔ→）．皮下気腫も認めます（図14-3Ⓒ，Ⓓ→）．さらに左胸水（血胸）を認め（図14-3Ⓓ，Ⓔ→），下行大動脈に接した左下葉の一部が無気肺になっています（図14-3Ⓔ→）．この無気肺と胸水がシルエットサイン陽性になった理由です．内側のCP angle dullとも言えます．CTを見てから胸部X線を注意深く見ると，左肺尖部のモヤモヤしたところに虚脱した肺のラインが見えるのですが，鎖骨や肋骨に重なり見えにくいです．

コラム「水平線が見えるとき」（p49）で解説したように，臥位で撮影された胸部X線写真では気胸は前後方向に虚脱するため，虚脱した肺のラインが見えにくくなります．さらに気胸になり肺野の透過性が亢進するはずなのに，血胸や胸水が併存すると，その白さが気胸の黒さと一緒になり，透過性はあまり左右差がなくなるという難しい事態になります．

そんな条件の悪いX線写真を時間をかけて読影するよりも，病歴で外傷や突然の胸痛の有無，COPDなど気胸になりやすい基礎疾患がないか，体格を見て若い痩せ型か，聴診で呼吸音の左右差，打診で鼓音などを確認した方がより診断への近道でしょう．

本症例では骨折がX線写真で認められましたが，外傷による胸骨や肋骨骨折では，いくら胸部X線写真を丁寧に見ても，絶対に見えない骨折もあります．身体所見で肋骨を一本一本触診し，ピンポイントの圧痛を確認する方が診断には有用でしょう．X線写真で肋骨

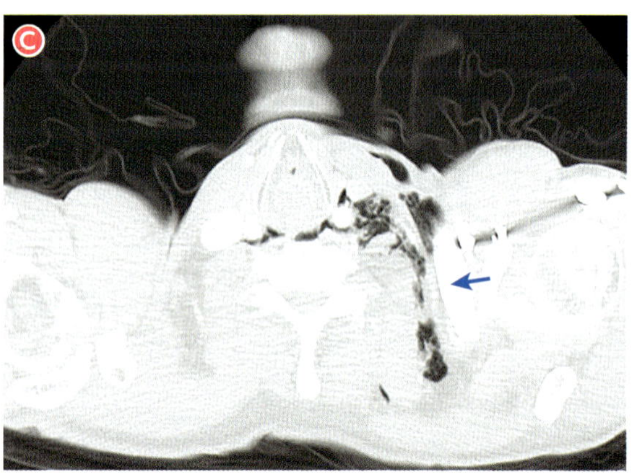

Ⓒ

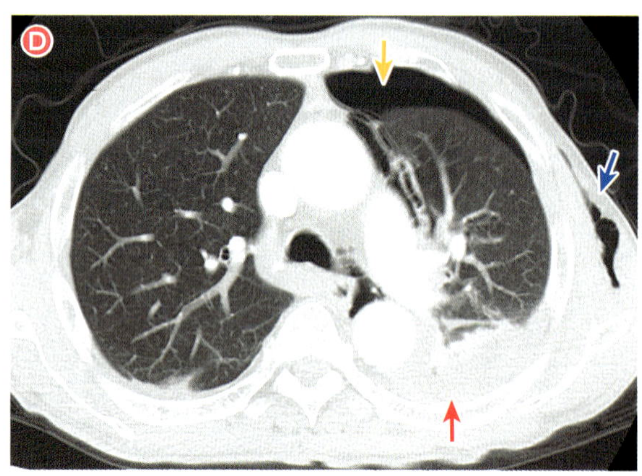

Ⓓ

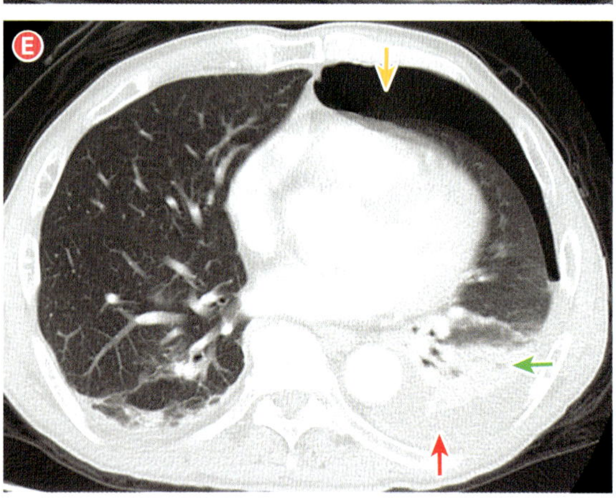

Ⓔ

図14-3Ⓒ～Ⓔ　Case3のCT

皮下気腫（→），左気胸（→），左下葉無気肺（→），左血胸（→）を認めます．

の骨折部位がわかったとしても，フレイルチェストに陥っているかどうかは，わかりません．X線写真は動画ではないからです．視診を丁寧に行い，吸気・呼気での胸郭の動きを観察しなければなりません．心タンポナーデや少量の胸水の検出にはエコーの方が有用でしょう．このように胸部X線写真の限界を知ることも大切なのです．

上記の呼吸不全の3症例から学べるのは，呼吸困難・低酸素血症といった異常な状態なのに胸部X線写真では明らかな異常が認められないときもあります．そんなときは，①肺血栓塞栓症，②気管支喘息発作（COPD急性増悪），③臥位で撮影された気胸，の3つをまず考えましょう．あとは肺以外の原因で呼吸不全をきたす病態（呼吸中枢の異常，呼吸筋の異常，貧血，酸素需要・代謝の亢進など）を考えていけばいいでしょう．このように呼吸不全なのに**胸部X線写真に所見がないのも所見の1つ**と言ってもいいのではないでしょうか．

3 胸痛

救急外来に胸痛を訴える患者が来たら，まずバイタルサインを測定して，すぐに12誘導心電図をとり，ST上昇型心筋梗塞を否定しますね．そして胸部X線写真を撮影したとしましょう．賢明な皆さんは，しっかり病歴を聞いて，身体所見をとって，鑑別診断を挙げて，それを診断もしくは除外するのに適応となる検査を考えてくださいね．

Case 4：胸痛

この左胸痛を訴える患者の画像をカゲ7に沿って読影してみましょう．

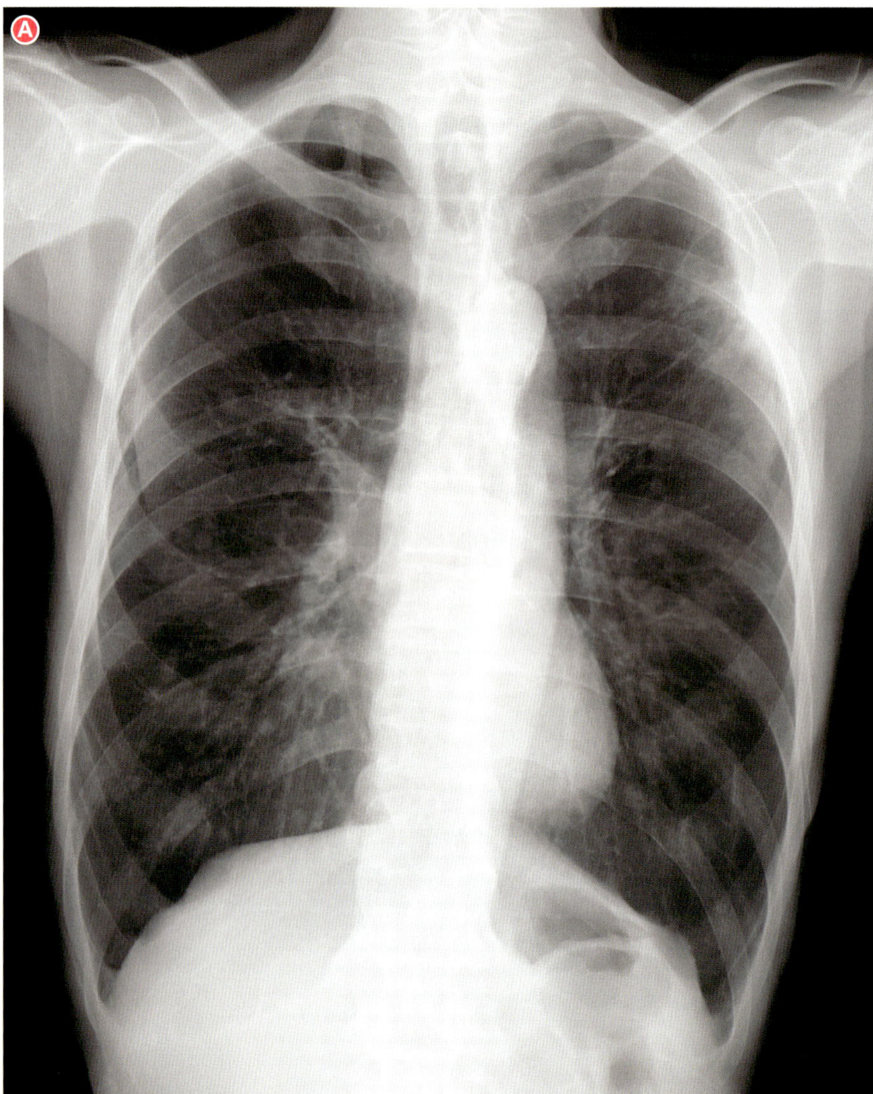

図14-4Ⓐ　Case4：胸痛

❶ 肺の周囲の軟部組織は薄く，痩せている方です．傍気管線，気管分岐部は問題ありません．胸郭全体が縦長です．

❷ 骨の異常は…左の肩甲骨に重なるあたりの肋骨をよく見てみましょう．第4肋骨の上縁と下縁が途中から追えません（図14-4Ⓑ→）！ 拡大図でも確認してみましょう（図14-4Ⓒ→）

❸ 3本の線は問題なく追えます．

❹ 閑古鳥は問題ありません．AP windowも凹みとして確認できます．

❺ 血管陰影も追え，先細りもしています．

❻ 左右を比べると，左上肺野の外側に浸潤影がありそうです（図14-4Ⓑ→）．両肺野に5〜10 mm大の結節影が散在しています（図14-4Ⓑ○）．肺野は全体的に縦長で透過性も亢進し，過膨張所見があり，COPDが疑われます．

❼ 片方ずつ見ても左上肺野の外側に浸潤影がありそうです．Step❷で肋骨の辺縁が追えなかった部分に接しているように見えます．

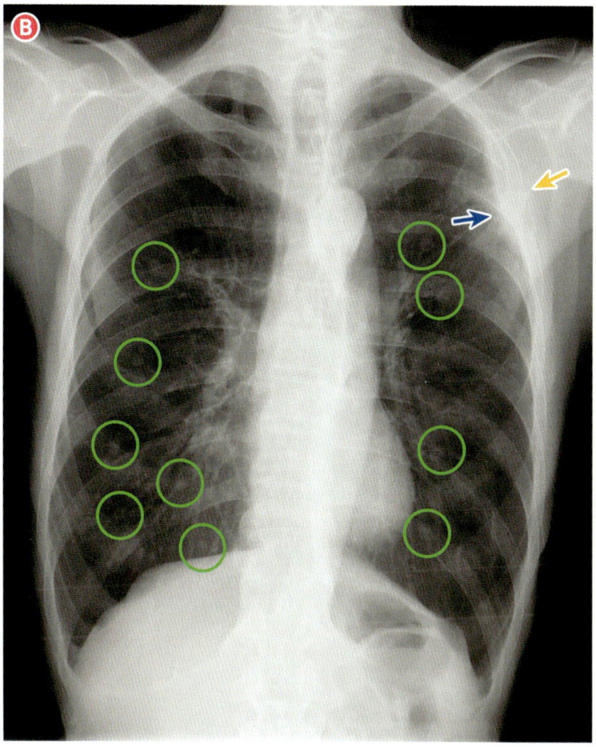
Ⓑ

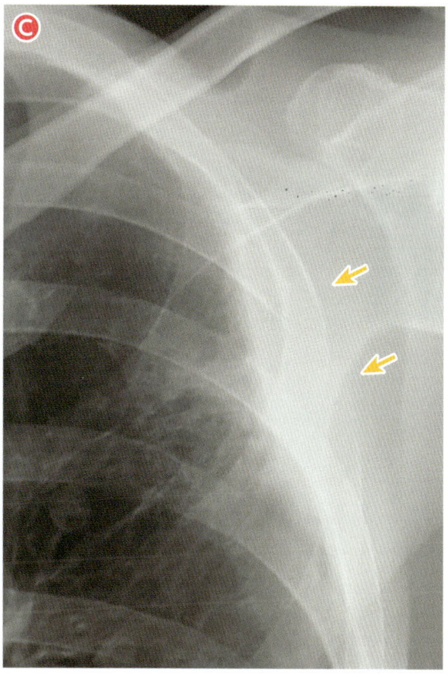
Ⓒ

図14-4Ⓑ, Ⓒ　Ⓐにシェーマを加えたもの

CTでは，左の第4肋骨が溶骨しており（図14-4 Ⓓ◌），そこに接する肺にトゲトゲした浸潤影を認め（図14-4 Ⓔ◌），両肺に小結節影が散在（図14-4 Ⓓ，Ⓔ○）していました．精査の結果，COPDに合併した左上葉の肺癌と肋骨浸潤，多発肺内転移，脳転移と診断されました．

このような症例では，心電図をとるのも大切ですが，痛みの性状を問診したり，痛い部位を診察すれば，ピンポイントの圧痛があり，肋骨由来の痛みであることは容易にわかるはずです．逆に身体所見のとり方が不十分だったとしても，胸部X線写真で肋骨が溶骨しているような所見があれば，再度身体所見をとり直すこともできるでしょう．

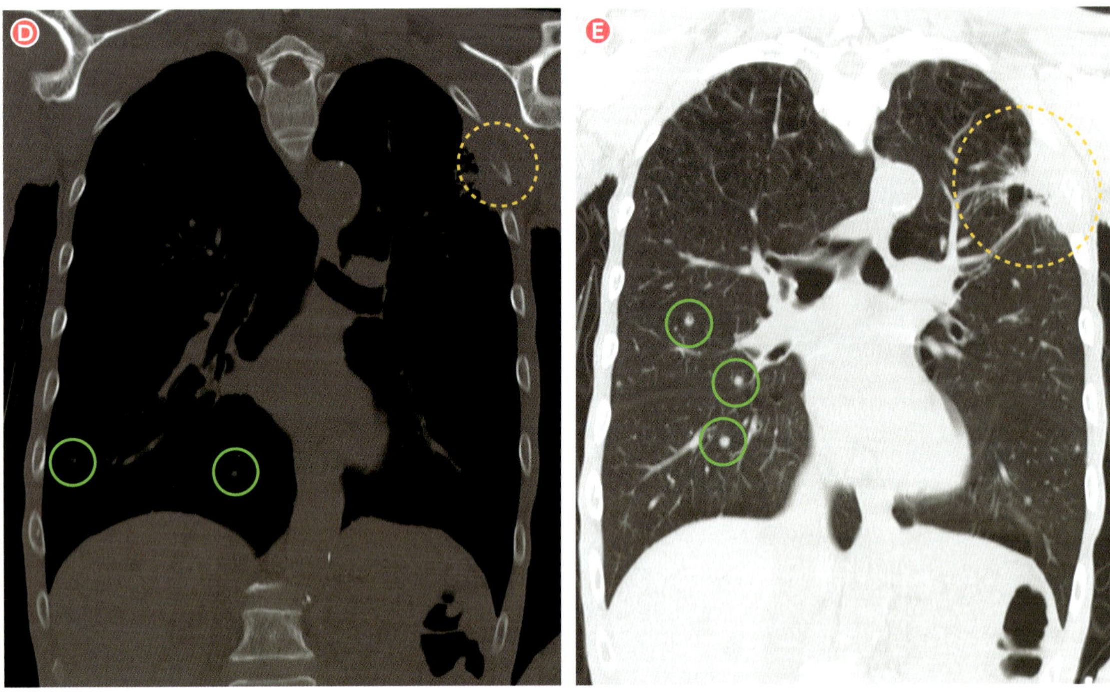
D
E

図14-4 Ⓓ，Ⓔ　Case4のCT

癌の肋骨転移は胸痛の原因としてはまれですが，身体所見と病歴を併せてとる重要性を考えてもらうために提示しました．一般的に救急外来では，胸痛の鑑別疾患として，命にかかわる・見逃してはならないものとして5～6個[3]記憶している人が多いと思います．

1. 急性冠症候群
2. 肺血栓塞栓症
3. 緊張性気胸
4. 大動脈解離
5. 縦隔炎（特発性食道破裂など）
6. 心膜炎（心タンポナーデ）

これらのうち，胸部X線写真で診断できるものはどれでしょうか？

1. 急性冠症候群（心筋梗塞や不安定狭心症）は，広範囲の心筋梗塞で心原性ショックになり，左心不全・肺水腫になれば胸部X線写真で所見が出るかもしれませんが，基本的には病歴・心電図・エコー・トロポニンなどで診断しますね．
2. 肺血栓塞栓症は前述の通りです．
3. 気胸も前述の通りですが，緊張性気胸ともなるとさすがに肺の虚脱が大きくなり，縦隔を健側へシフトさせるような所見も出てくるので，臥位だからわかりにくいということはないでしょう．しかし！ 緊張性気胸の診断は胸部X線写真の撮影を待ってはいけません．低酸素，ショックがあり，聴診で患側の呼吸音低下，打診で患側の鼓音，頸静脈怒張，気管の健側への偏位などがあれば，すぐに胸腔穿刺やドレナージをすべきです．
4. 大動脈解離はどうでしょうか？ 解離は血管内での出来事なので（正確には内膜と中膜の間），外から見ても血管の中身が裂けているかどうかはわかりません．石灰化した内膜と大動脈陰影の距離が開大するという所見などは見えたらラッキーだと思いましょう．大動脈解離に伴って動脈瘤を形成したり，破裂して血胸や縦隔血腫を起こすと，大動脈陰影や縦隔の拡大，AP windowの消失などの所見が出てきます（図4-7，p38）．よって胸部X線写真ではあまり診断的価値は高くないと考えておいた方がいいでしょう[4)5)]．
5. 特発性食道破裂では，縦隔気腫，縦隔拡大，胸水などの所見が出ますが，典型的に食道破裂だと言えたのは3割弱の症例のみだったという報告もありますから[6]，頻回の嘔吐後の胸痛など，問診で疑えばさらなる精査が必要になるでしょう．
6. 心膜炎は心嚢水がかなり貯留したとしても，胸部X線写真では心拡大程度の所見しか出ません．やはり病歴や心エコー，心電図，炎症所見などで判断すべきでしょう．

これらの重篤な病態においても，胸部X線写真では異常所見を認めないこともあります．やはり，胸部X線写真の限界を知り，鑑別診断を考えながら，それらを診断・除外するために身体所見や最も適した検査を行うことが大切です．

4 主訴　無症状

これが一番難しい．なぜなら病歴や所見から鑑別診断を挙げつつ読影できないので，ヒントがないのです．しかも正常だと言い切らなければいけないシチュエーションが多い．特に検診（健診）で撮影されたものは，短時間で大量に読影しなければならないので大変です．

無症状の場合，肺癌，抗酸菌感染，サルコイドーシス，肺胞蛋白症あたりが鑑別に挙がりますが，見逃したくないのは肺癌と結核です．この2つは本書で解説したことを踏まえれば見逃しはぐっと減るはずです．

本書の総まとめとして，最も難しいと思われる症例（図14-5）を用意したので，チャレンジしてみてください．正解は本書のどこかに載せておきます．隅々まで読んで探してみてください．ちなみに私が院内でレジデント向けに行っている講義では最後のこの問題がわからないと帰宅できません（優しいので数分後には解答を示しますが）．

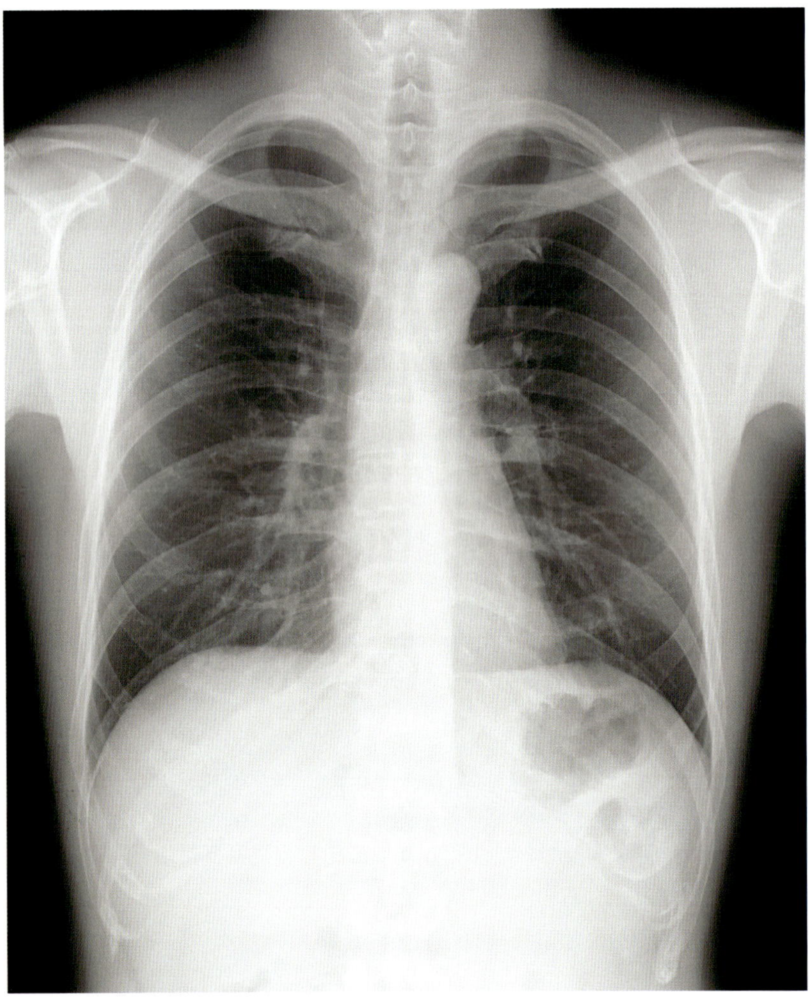

図14-5　チャレンジ症例：読影できますか？

5 おわりに

どんな読影のプロでも胸部X線写真では見つけることができない陰影もあります．やはりCTにはかないませんが，簡便さ，被曝，コストといった点で，胸部単純X線検査が廃れることはないでしょう．今回は胸部X線写真の限界と，所見がないときにどう考えるか，ということを解説しました．主訴や病歴，身体所見と胸部X線写真をうまく組合わせて，鑑別診断を考えて読影していく姿勢が大切です．身体所見で見逃したとしても，胸部X線写真の読影で怪しい部位があれば，問診や身体所見をとり直しましょう．それぞれをリンクさせることが重要です（図14-6）．ある程度自信がついてきた頃にやりがちですが，検査だけで無理やり診断しようとしてはいけません．患者が痛がっている部位を触りもせずにX線検査にまわす医師にはなってはいけませんよ！

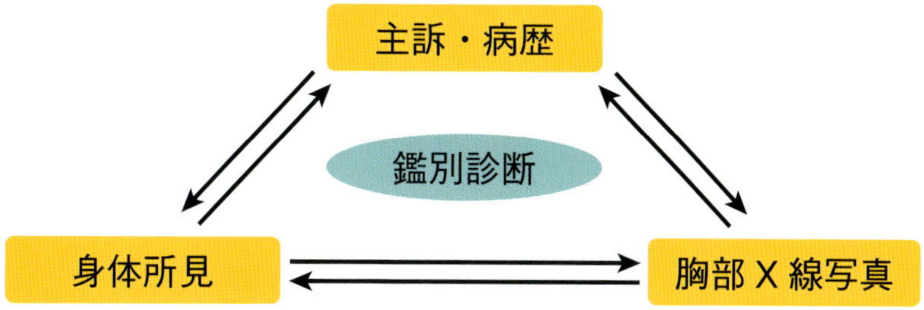
主訴・病歴
鑑別診断
身体所見
胸部X線写真

図14-6　鑑別診断における胸部X線の位置付け

まとめ

- 確定診断だけが胸部Ｘ線写真の役割ではない！
- 呼吸不全があるのに，胸部Ｘ線に異常がないということが，所見の１つである！
- 除外診断や，さらなる精査の第一歩になり得る！
- 主訴・病歴，身体所見，胸部Ｘ線写真を互いにリンクさせて鑑別疾患を考えよう！

今回は短歌で２首詠んでみました．

心の一首

塞栓と　臥位の気胸と　喘息の　所見がないのが　所見なのです

心の一首

検査だけ　頼る奴らは　見落とすよ　ちゃんととるべし　話と所見

参考文献

1）Stein PD, et al：Clinical, laboratory, roentgenographic, and electrocardiographic findings in patients with acute pulmonary embolism and no pre-existing cardiac or pulmonary disease. Chest, 100：598, 1991

2）Elliott CG, et al：Chest radiographs in acute pulmonary embolism. Results from the International Cooperative Pulmonary Embolism Registry. Chest, 118：33, 2000

3）「Evaluation of the adult with chest pain in the emergency department」（UpToDate）：https://www.uptodate.com/contents/evaluation-of-the-adult-with-chest-pain-in-the-emergency-department/（2019年２月閲覧）

4）Hagan PG, et al：The International Registry of Acute Aortic Dissection（IRAD）：new insights into an old disease. JAMA, 283：897, 2000

5）von Kodolitsch Y, et al：Chest radiography for the diagnosis of acute aortic syndrome. Am J Med, 116：73, 2004

6）Pate JW, et al：Spontaneous rupture of the esophagus: a 30-year experience. Ann Thorac Surg, 47：689, 1989

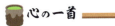

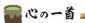

第15話

読影力向上のために

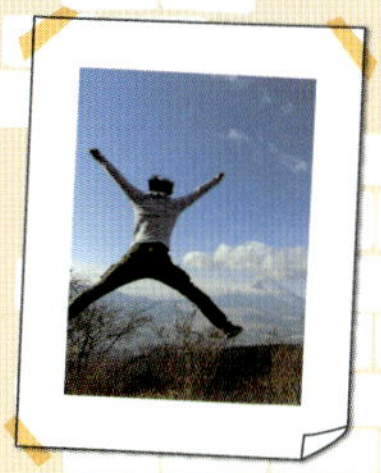

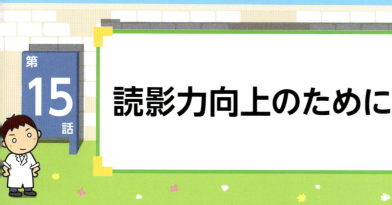

やっと最後の話題になりました．ここまでお付き合いいただき，ありがとうございます．最後にどのように読影力を磨いていくかについてお話して終わりにしたいと思います．私も一応日本呼吸器学会専門医とはいえ，読影力はベテランの呼吸器内科医や放射線科医の足元にも及びません．私の個人的な経験がどこまで皆さんの役に立つかはわかりませんが，陰影を見逃さないために有用だった（と思われる）ことをいくつかご紹介したいと思います．

1 正常画像をたくさん見る

私が呼吸器内科に専従していた時代，最も苦痛だったのは住民検診で撮影された胸部X線写真を1日何百枚も見ることでした．しかもその地域には基幹病院が1つしかなかったため，検診で要精査にすると，自分の外来に受診してくれるというありがたいシステムで，二重に業務が増えるというものでした．しかし，この経験が読影力を向上させてくれたのではないかと思います．

その理由の第一は，正常の胸部X線写真を大量に見るということです．これにより，慣れてくると異常陰影が，まるで血管造影のときのサブストラクションのように浮いて見えてくるようになります．そうは言っても一目で判断するのはやはり危険なので，自分なりの順序を決め短時間で，ポイントを外さずに読影しなければなりません．

2 解答つき画像を見る

第二の理由は解答があるということです．検診の写真は，当時神の目をもつのではないかと思っていた上司とダブルチェック体制でした．このため，当初は上司が引っ掛けている陰影を，自分が指摘できていないこともありました．また要精査となった患者を自分の外来で診察し，CT等で精査することにより，本当の解答も得ることができました．

私が学生時代から尊敬する画像診断医である下野太郎先生（現 大阪市立大学大学院医学研究科 放射線診断学・IVR学 准教授）は，自分の読影した所見に疑問があると，手術室まで行って肉眼で確認したり，後日カルテを見て，その後の経過を確認するという努力を日々行っていました．皆さんは夜間救急外来で「まあ，大丈夫だろう」と帰した患者のフォローをカルテなどでしっかりしていますか？ 私は（たまに）しています．

3 読みすぎてもいい

検診画像を読むようになり，しばらく経つと，不思議なことが起こるようになりました．上司が引っ掛けていない部分を，私の方が要精査とすることが多くなってきました．要はオーバートリアージですね．肺門の周囲や左右の下肺野の血管陰影などいろいろ気になってしまうのです．よく「これを引っ掛けているようではまだまだ」と上司に言われました．確かにCTで精査しても何もないのです．今では同じセリフを研修医に言うこともあるので，多少は進歩しているのかもしれません．しかし余計な精査は患者の負担，被曝，医療費の増加などにつながるという懸念はあるものの，命にかかわるような病気の場合は，疑ったら精査すべきだと思います．特に救急外来では，**「なんか気になるけど，まあ，いいか」が危険**なのです．

4 CTとカルテは最良の教師である

上記のような（強制的な）環境がないと読影力が向上しないわけではありません．本書を読んでいただいただけで，少しはパワーアップしています．普段から皆さんができることは，**すぐにCTを見ない**ことです．

救命救急センターの朝のカンファレンスでは研修医の先生がプレゼンをしてくれます．「○歳の男性で，主訴はXX，既往歴はなく，こんな病歴でした．CTでは…」といきなりCTを見せてくれます．時間が限られているので仕方がないのですが，胸部X線写真を見て，そのCT所見を妄想するという私の楽しみがなくなってしまいます．**胸部CTは胸部X線写真の「解答」**です．読影力向上のためには，まずX線写真で陰影があるのか，ないのかを確認し，所見があると考えた場合はCTでどこに，どのような所見があるのかを予想してください．はじめは病名を想定する必要はありません．まずは所見の有無と位置だけでOKです．その積み重ねが読影力の向上に役立ちます．余裕が出てきたら画像から想定される鑑別疾患を考えればよいでしょう．

救急の現場では胸部X線写真はルーチンで，またCTも撮影されることが多いです．特に高エネルギー外傷ではTrauma pan-scan[1)〜3)]と言って，全身CTが撮影される傾向にあります．逆に言えば「解答」がたくさんあるわけです．臥位で撮影された胸部X線写真は条件が悪いことも多いですが，CTと照らし合わせればよいトレーニングになります．AI（artificial intelligence）の機械学習（machine learning）で言うところの教師あり学習ですね．

カルテも同様です．後日専門医が下した診断や放射線科医のレポートを参照しましょう．自分が考えていた通りの所見だったか，その後の経過はどうなったか，などこまめに確認する努力が自分を成長させてくれます．

自分一人で経験できる症例数には限りがあります．カンファレンスなどで，自分の患者以外の症例にも積極的にかかわりましょう．呼吸器内科や放射線科のカンファレンスに図々しくお邪魔しましょう．画像の勉強をしたいと言えば断る医師はいないはずです．

5 読影室に足繁く通う

自施設に放射線科の常勤医がいる場合，読影室というものがあるはずです．画像診断で困ったとき，自分の意見が画像診断医のレポートと異なるとき，電話で聞くのではなく，直接読影室に行きましょう．はじめは迷惑そうな顔をされるかもしれませんが，足繁く通えば歓迎して（諦めて？）くれます．一流の画像診断医は人格者であることが多いです．われわれが思いつかないような病気の可能性を示唆してくれることもあります．1枚の写真から実際には会ったこともない患者の背景まで語る姿は，もはやアートです．

また，普段お世話になっている診療放射線技師の皆さんにも感謝し，日頃から交流することも大切です．

6 スケッチをする

私が呼吸器内科医をしていた頃は紙カルテであり，胸部X線写真を撮影した場合は毎回カルテにスケッチしていました．慣れれば所見も入れて30秒以内で描けます．その際は自分でいくつかのルールを決めておきます．例えばシルエットサイン陽性（見えるべき線が追えない場合）は，その部分の線を点線で書く，浸潤影はぬりつぶす，すりガラスは網掛けにする，などです．色鉛筆でリアルに描く人もいましたが，私は持ち替えるのが面倒臭かったので，ボールペンで描いていました．過去に自分で描いたスケッチを見て，実際のX線写真が想像できるという再現性が大切です．自分が見ていない部分は描けませんから，スケッチをすることにより重要な部分を見落とさないようになります．もし最近の研修医の読影能力が落ちているとすれば，電子カルテ全盛となり，スケッチをしなくなったせいかもしれません(エビデンスなし)．

7 比較読影をする

1枚の胸部X線写真をどんなに時間をかけて読影しても，得られる情報には限界があります．特に時間的要素がからむ場合です．陳旧性の陰影，治りかけの肺炎，無気肺など時間経過で自然に改善している場合もあります．**同じ陰影でも新規に出現した場合と，数年前から同じようにある場合では臨床的意義が異なります．**自院に過去画像があれば，必ず比較読影をしましょう．自院に過去画像がない場合でも，多くの日本人は職場や市町村の検診を受けているので，検診を請け負っている業者に連絡して送ってもらいましょう．

自分がプライマリーケアを担当する非専門医であるならば，異常陰影の精査を目的に専門医に紹介する場合には，検診などの過去画像を取り寄せてから，紹介状と一緒に持参してもらうようにしましょう．不要な精査や専門医，そして患者の負担を減らせるかもしれません．手間を惜しんではいけません．

8 教科書

前述のon the job trainingだけでなく，off the jobでも鍛錬を積みましょう．つまり，教科書を読んだり，勉強会やセミナーに参加することです．医師になりたての頃，指導医に「給料の10％は自己投資に回しなさい」と言われました．自己投資といってもネイルやエステ，マンションへの投資ではありませんよ．将来の仕事（診療）に役立てるための投資です．現在の給料は過去の自分の努力の結果としてもらっているものです．今努力をしなければ，今後食いっぱぐれてしまうかもしれません．

画像診断の本は専門医向けに書かれているものもあり，はじめはわかりやすいものを何冊か読むとよいでしょう．その後に，専門書やCTの本にチャレンジしていくと，挫折しにくいと思います．以下に，私が過去に読んだ教科書のなかで，一般にオススメできるものを紹介させていただきます．実は私，医学書マニアでして，呼吸器内科，救急医療，画像診断，臨床疫学，城，幕末と，いろんな分野に興味があるので，オススメの本は多々あるのですが，ここでは胸部画像診断に限っています（当たり前か）．

●「**フェルソン 読める！ 胸部X線写真（改訂第３版／原著第４版）**：楽しく覚える基礎と実践」（大西裕満，粟井和夫／訳），診断と治療社，2016

「Felson's Principles of Chest Roentgenology, A Programmed Text, 4th edition」(Goodman LR)，Elsevier, 2014

学生時代に日本語版の初版を読みました．穴埋め問題を解きながら読み進めていく内容には賛否両論あると思いますが，名著です．総論的な内容のみで，各論（疾患名など）はありません．カゲヨミのコンセプトと同じですね！

本書を執筆するにあたり原著の4版を読み直しましたが，簡単な英語で書かれており，読みやすいです．本書を読み終えた皆さんなら英語の勉強がてら原著で読むのもオススメです．すっと入ってくると思います．何よりも原著を英語で読んだという自信になるはずです．ところどころに挟まれるギャグはたまに意味不明です（おそらく私の英語力の問題なのですが，本題に全く関係ないので大丈夫です）．

本を買うと電子版もついてくるので，パソコンやタブレットでいつでも読めるようになります．私は旧型人間なのか，なぜか紙でないと本を読んでも頭に入ってきませんが．

本書にも何回か引用させていただいた，フェルソン先生の本当の？ 原著「Chest Roentgenology, 1st edition」(Felson B)，Saunders, 1973はマニアックすぎ，かつ絶版なので本書の読者にはオススメできません．

●「**胸部写真の読み方と楽しみ方**」（佐藤雅史／著），秀潤社，2003

私が医師になってすぐに読んだ教科書です．小三Jで読む方法は，見逃しやすい部分を忘れないための方法です．本書のLLLのLサインも同じような考え方です．後半は主訴別になっており，臨床で使いやすいです．改訂版が出ていますが，初版は佐藤先生が一人で執筆されており，統一性があります．私は初版しか読んでいませんので，ここでは初版の紹介としました．

●「**胸部X線診断に自信がつく本（第2版）**：Generalist Masters 1」（郡 義明/著），カイ書林，2014

郡先生が長年研修医教育で行ってきた講義をベースにポイントを絞って解説してくれています．前半の解剖のシェーマがわかりやすいです．肺門部の解剖はこの本を読んでやっとスッキリした気がします．私は初版を読みましたが，2019年現在は第2版が出ています．

●「**胸部レントゲンを読みたいあなたへ**：期待を確信に変える21話」（滝澤 始/著），文光堂，2011

タイトル通りの読みやすい本です．口語調で読みやすいのでサクサク読めます．難しいこともシンプルに言い切ってくれています．呼吸器内科の先生が書いているので，後半には臨床的なTipsも散りばめられています．

●「**胸部X線・CTの読み方やさしくやさしく教えます！**」（中島 啓/著），羊土社，2016

胸部X線だけでなく，CTも加えて盛りだくさんですが，わかりやすく解説してくれています．びまん性陰影の鑑別診断にも踏み込んであり，呼吸器内科ローテーション前などミニマムエッセンスを知りたい人にいいでしょう．

●「**レジデントのためのやさしイイ胸部画像教室（第2版）**：ベストティーチャーに教わる胸部X線の読み方考え方」（長尾大志/著），日本医事新報社，2018

長尾先生の大人気シリーズの1冊です．上記の本と比較すると少しボリューミーですが，その代わりに画像が大きく，しかもなぜその影が出るのかという機序からわかりやすく説明されています．本書にも胸郭の大きさの評価や肋骨の数え方を加えようと思ったのですが，この長尾先生の本にわかりやすく書かれているからもういいか，と思い省いたぐらいです（これ以上わかりやすくは書けず，二番煎じになってしまうので）．胸部X線だけでなく，後半ではCTの読影も解説してくれており，読影クイズの症例も豊富です．本書を読み終えた次のステップとしてチャレンジしていただければと思います．

●「**新 胸部画像診断の勘ドコロ**」（高橋雅士/編），メジカルビュー社，2014

胸部X線，CTだけでなく心臓CT，心臓MRI，PETまで含まれています．前半の胸部X線と胸部CTのminimum requirementsを読むだけでも勉強になります．呼吸器内科に行くなら通読したい一冊です．このあたりから徐々に厚くなり，通読が難しい本の紹介になってきます．個人的には全部読まなくても，興味がある部分だけ読むだけでも教科書は買う価値があると考えています．

●「**胸部のCT（第4版）**」（村田喜代史，他/編），メディカル・サイエンス・インターナショナル，2018

単純X線写真ではなく，CTの本です．昔から読んでいますが，版を重ねるにつれて分厚くなっていきます．その分，分野が増え，詳しくなり，（私には）通読が難しくなってきました（汗）．ある疾患の所見を知るための辞書的な意味合いで使用しています．

●**「High-Resolution CT of the Lung（5th edition）」**
（Webb WR, et al），Wolters Kluwer, 2014

CTのなかでもHRCTの教科書です．英語ですが，アトラス的に画像だけ見ていっても美しいです．画像診断領域で私が通読した数少ない洋書です（当時3rd editionを読みました）が，日本語訳も出ているようです〔肺HRCT 原書5版」（西村直樹/監，松迫正樹，仁多寅彦/監訳），丸善出版，2016〕．

●**「画像診断を考える（第2版）**：よりよい診断のために」
（西村一雅，他/編著），学研メディカル秀潤社，2014

凄腕の放射線科医（画像診断医）がまとめられた，症例の写真が一切載っていない本．何が書いてあるかというと，どのように考えて画像診断をしているか，どのように勉強してきたか，勉強しているか．そしてオススメの教科書やサイトなどが書かれています．もし放射線科医になりたいのなら必読です．後半には部位別に勉強するポイントが書かれていますので，画像診断医でなくても自分の専門分野は参考になるでしょう．胸部だけ読めればいいという方にも一読の価値ありです．

他にも通読はしていなくても，部分的に読んでオススメしたいものはあるのですが，一般化できないと思われるのでやめておきます．大きな書店や図書館でいろいろ手にとって，自分に合う教科書を見つけてください．多少ハズレを引かないと名著には辿り着けないかもしれません．ちなみに私の趣味の1つは書店の回診です．

9 ウェブサイト

最近は画像診断学習のための良質のウェブサイトもあります．インターネット上の情報はpeer reviewを受けていないものも多く，信憑性が疑わしいものもありますが，おそらく以下は大丈夫でしょう（各サイトは2019年2月閲覧）．

●**胸部X線塾 松下記念病院**（https://phio.panasonic.co.jp/kinen/cxr/index.html）

胸部X線100問の症例問題があります．カゲヨミ読破後にどのくらいわかるかチャレンジしてみましょう！

●**medicaldirect.jp**（http://medicaldirect.jp）

放射線科医のイチロウ先生が運営する，画像診断のサイト．動画で学べるコンテンツがあります．

●**画像診断まとめ**（https://遠隔画像診断.jp）
画像診断cafe（http://medicalimagecafe.com）
電子教科書のようなサイト．分野別に豊富な画像とともにわかりやすく解説してくれてあります．

●**Radiopaedia**（https://radiopaedia.org）
Facebookで「いいね」をしておくと定期的に症例のクイズが投稿されます．胸部以外の画像のときもあるので，興味がある症例のときは解答にアクセスしています．

●**大阪市立大学放射線診断学・IVR学**（http://ocu-radiology.jp）
お役立ち情報Tipsというコーナーで，オススメの雑誌の記事，サイト，教科書などが随時紹介されています．画像診断だけでなく，幅広く勉強されているのがよくわかります．

10 おわりに

画像診断力の向上に王道はありません．地道に日々努力していくことが大切です．

私が研修医だった頃は，医学書と言えばお堅い成書ばかりでした．「難しいことを難しく言うのは簡単」とは臨床疫学の師匠である康永秀生先生がよく言われる言葉です．要は難しいことをいかに簡単に説明できるか，ということが重要です．現在書店に行くと，どの分野もわかりやすい医学書がたくさんあります．それらを医学生・研修医の頃から取り入れ，どんどん力をつけていく姿を見るのは頼もしくもあり，羨ましくもあります．本書がそんな皆さんの一助になれば幸いです．

簡単に学ぶ時期を過ぎ，より高度で専門的な内容を学ぶ際には，巷にあふれる情報の取捨選択，批判的吟味が大切になります．

本に書いてあることや，指導医の言うことがいつも正しいとは限りません．その元文献はどれなのか，信頼に足るものなのか，現在の状況に適応できるのか，情報が古くなっていないか，さまざまなことを自分で考え，吟味しなくてはなりません．はじめはわかりやすいものから入るのは大歓迎ですが，何事も盲信は危険ということも同時に学んでほしいと思います．

参考文献

1）Huber-Wagner S, et al：Effect of whole-body CT during trauma resuscitation on survival: a retrospective, multicentre study. Lancet, 373：1455-1461, 2009
2）Sierink JC, et al：Immediate total-body CT scanning versus conventional imaging and selective CT scanning in patients with severe trauma (REACT-2): a randomised controlled trial. Lancet, 388：673-683, 2016
3）「改訂第5版 外傷初期診療ガイドライン JATEC」（日本外傷学会 & 日本救急医学会/監），へるす出版, 2016

付録 まとめのまとめ

第1話 肺門編「閑古鳥を探せ！」

肺門部 必ず探せ 閑古鳥 知らぬと怖い 高さと太さ

まとめ

- 右肺門の逆「く」の字は右上肺静脈と右下肺動脈（異なる血管）で構成されている！
- 右肺門の逆「く」の字の上は細く，下は太い（背側の肋骨と同じぐらい）．この太さに気をつけろ！
- 左肺門の丸は左肺動脈，「く」の字ではない！
- 左右結ぶと左の方が上，閑古鳥は頭が高い！
- 高さが右＞左になるのは右上葉か左下葉の含気低下！

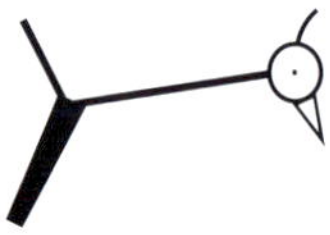

第2話 傍気管線「右だけですよ」

右だけよ 傍気管線と 奇静脈

まとめ

- 傍気管線は右のみ 4 mm以内！
- 傍気管線下部は奇静脈弓 1 cm以内！
- ここが分厚くなるのはリンパ節か静脈系のうっ血！

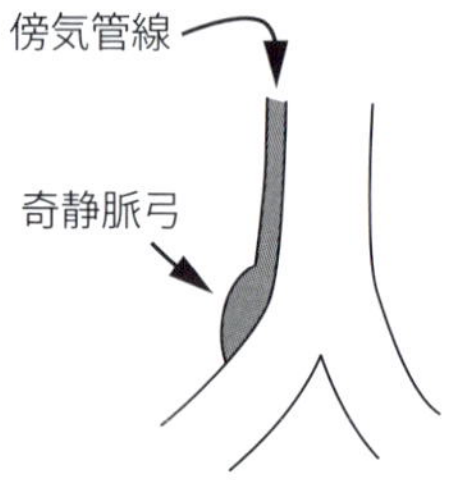
傍気管線
奇静脈弓

第3話 気管分岐部編「バランスボール，モーグルとテントの関係」

分岐部は バランスボールと スプレッド テントの意識も 忘れずに

まとめ

- 気管分岐部の下には左房！
- 左房拡大とリンパ節腫大で気管分岐角開大！
- 正常では気管分岐下は角度にかかわらず昔のテントの形で尖っている！

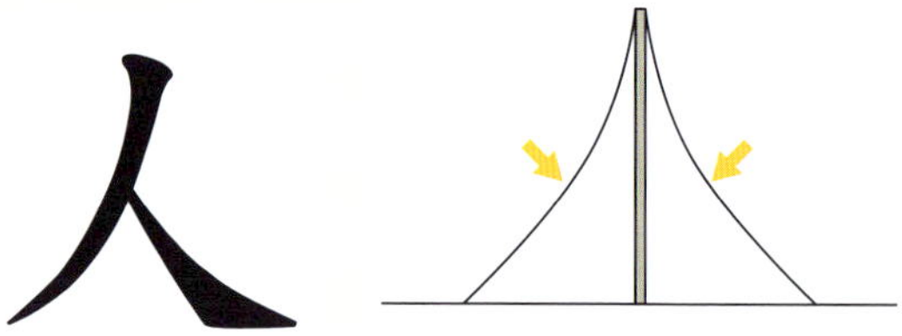

第4話 AP windowはどんな窓？

凹(へこ)み見て AP window くさび打て 窓というより「くびれ」なのです

ふたコブの ラクダ探して 窓同定 谷間なければ 異常なのです

まとめ

- AP windowは大動脈弓と左肺動脈の間のくぼみを指す！
- このくぼみにくさびが打てないとき，ふたコブラクダのコブの間が同定できないときは異常！
- リンパ節腫大や大動脈弓部の拡大を疑え！

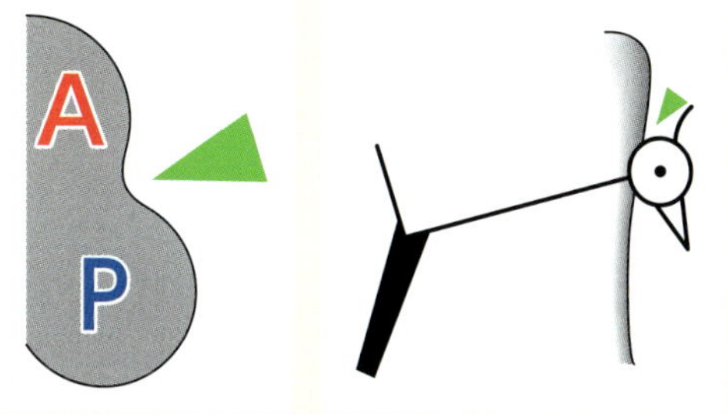
A
P

第5話 横隔膜周辺「横隔膜と胃泡のいい関係」

胸水は 胃泡の位置と 左右差で アングルシャープに 騙されるな

まとめ

- 胸水と浸潤影の鑑別のため，ポータブルでもできるだけ坐位で撮影！
- 胸水貯留＝CP angle dull（blunt）ではない！
- 胃泡と左肺底部の距離は1cm以内！
- 横隔膜のラインは右の方が半椎体分高い！

第5話コラム 水平線が見えるとき

水平線 見えたら気胸 注意せよ 臥位では見えぬ 肺尖の線

まとめ

- 虚脱した肺が見えなくても水平線があれば気胸の証！
- 臥位の場合は横隔膜の深い溝（deep sulcus sign）

第6話 見逃しやすい肺野「かくれんぼするところはいつも同じ」

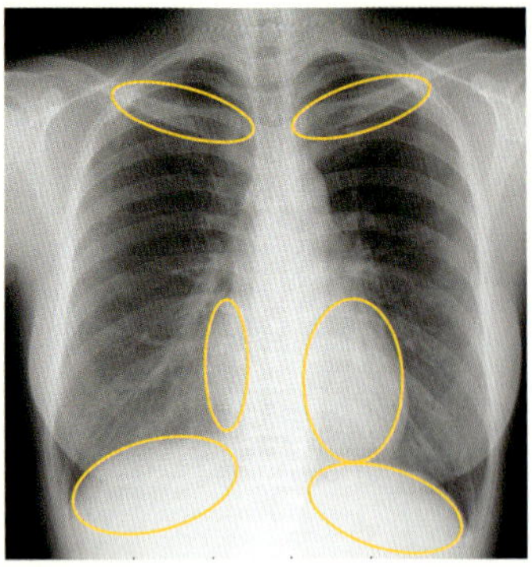

異常影 隠れる場所は 決まってる 鬼の目で探せ 何かの裏

まとめ

- かくれんぼは何かの裏や重なりの部分！
- 鎖骨の裏，心陰影の裏，肋骨の重なり，横隔膜の下は特に注意！
- 鎖骨の裏，肋骨の重なりは左右差で読影！

第7話 やっぱりシルエットサイン「影絵の原理と場所」

シルエット 輪郭追おう 3つの線 途切れていれば 横に陰あり

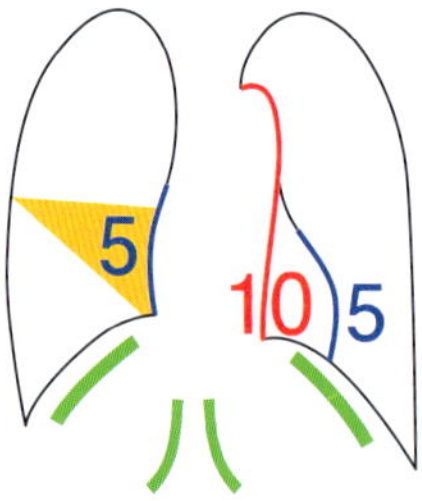

5
10
5

まとめ

- 下行大動脈，心陰影，横隔膜，3本の線を追う！
- 線が見えない，途切れている，ぼやけているのは病変が接している証！
- S5, 8, 10の位置をイメージで覚えてしまおう！

第8話 左下葉の陰影「LLLのLサイン」

見逃すな LLLの Lサイン 左下葉の S8と10

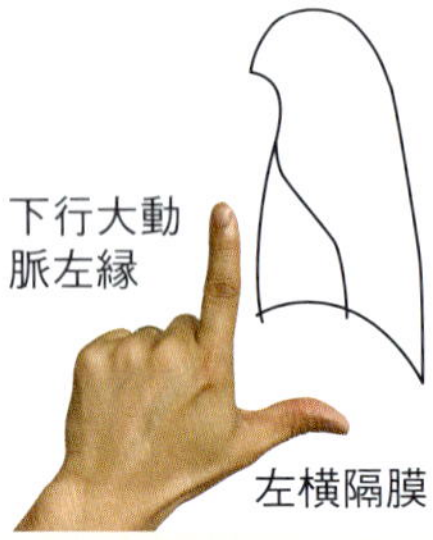

下行大動
脈左縁
左横隔膜

まとめ

- 左下葉は病変の多い部分かつ心陰影背後なので見逃しやすい
- LLLのLサインは左下葉のシルエットサインの言い換え
- 常に左手を画像に添えて確認を

第8話コラム 内側のCP angle

アングルは 外だけでなく 内にあり

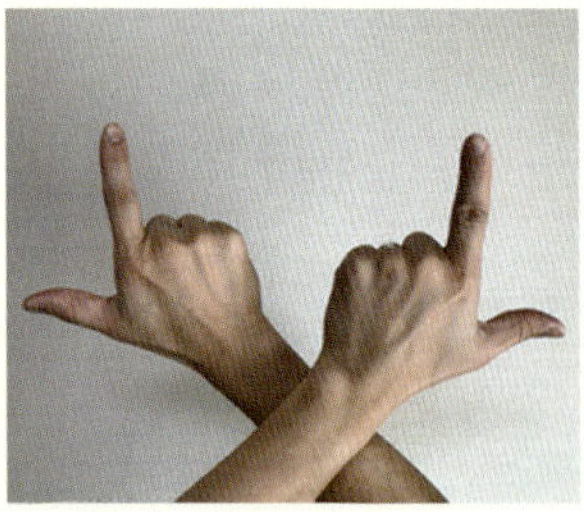

まとめ

- 内側にもCP angleあり！
- 外側の本来のCP angleだけでなく，内側の尖りも確認しよう！

第9話 血管影の先細り「肺野は枯れ木のように」

血管影 枯れ枝のように 先細り 胸膜直下は 何も見えず

まとめ

- 肺野に見える血管影はすべて肺動脈（右肺門部の閑古鳥の上の尻尾以外）！
- 血管影は先細りし，立位では下肺野優位に見える！
- 先細りしなかったり，枝が追えなかったら浸潤影あり！
- 心臓の裏や横隔膜の下まで気を抜かず枝を追跡！
- 胸膜直下1～1.5 cmは何も見えない！
- 胸膜直下のヒゲのような横線はKerleyのB line！
- 枯れ木の先にツブツブ見えたらtree-in-bud pattern！

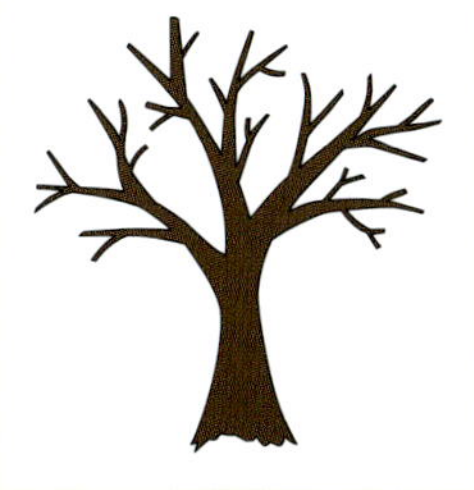

第10話 カゲの性質

スリガラス ブドウの皮だけ 厚くなり 血管影は 透けて見えます

まとめ

- 通常は白い血管影しか見えないが，周囲に白い浸潤影が出現すると，黒い気管支内腔は浮き上がって見え，それがair bronchogram！
- 病理学的には実質はブドウの実，間質はブドウの皮．ブドウの実が充実すれば浸潤影となり，ブドウの皮が厚くなるとスリガラス影になりやすい！
- スリガラス影では血管影が透けて見えるが，浸潤影では血管影が見えない！

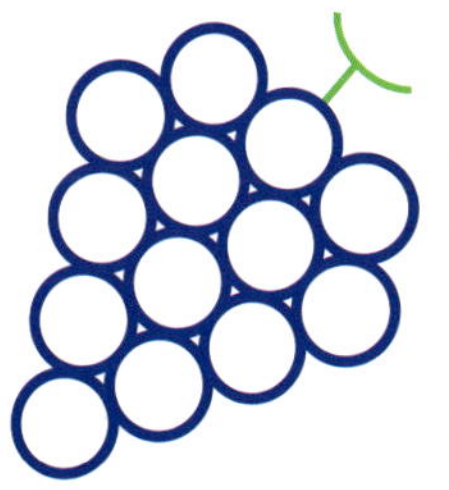

第11話 まわりも見よう「外堀も埋めとかないと」

外堀だけでなく 内堀も埋めてしまえ ホトトギス

まとめ

- 軟部組織の厚さは肺の透過性に影響を与える！
- 外堀では皮下気腫，内堀では縦隔気腫に注意！
- 腹部も外堀に含まれる！
- 骨やチューブは条件を変えて見やすくする！

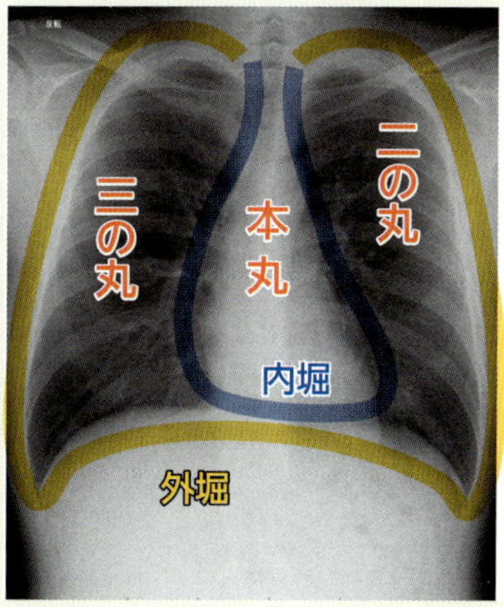
三の丸
本丸
二の丸
内堀
外堀

第12話 読影の順序「正常と言い切るのが難しい」

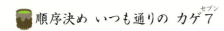

順序決め いつも通りの カゲ7（セブン）

まとめ

- 見落としのないように自分なりの順序を決めて読影する！
- 隅々まで見ることが大切！

第13話 腕だめし—練習問題

カゲ7 見落としなければ なんでもいい

まとめ

- 見落とさないことが大切！
- そのため，順序を決めて最後まで読むようにする！
- 見落とさないための読む順序の１つが「カゲ7」！

第14話 異常影がなければ一安心!? 主訴をもとに読む

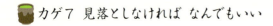

塞栓と 臥位の気胸と 喘息の 所見がないのが 所見なのです

検査だけ 頼る奴らは 見落とすよ ちゃんととるべし 話と所見

まとめ

- 確定診断だけが胸部Ｘ線写真の役割ではない！
- 呼吸不全があるのに，胸部Ｘ線に異常がないということが，所見の１つである！
- 除外診断や，さらなる精査の第一歩になり得る！
- 主訴・病歴，身体所見，胸部Ｘ線写真を互いにリンクさせて鑑別疾患を考えよう！

索引

欧文

和文

あ行

か行

さ行

た 行

な 行

は 行

ま 行

や 行

ら 行

著者プロフィール

中島幹男（なかじま　みきお）

東京都立広尾病院救命救急センター 部長・センター長

2002年 近畿大学医学部卒．浜松医科大学第二内科，市立島田市民病院，榛原総合病院で呼吸器内科医として勤務．'09年より杏林大学医学部救急医学 / 高度救命救急センター，'12年 東京都立広尾病院救命救急センター医長，'23年から現職．医学博士，公衆衛生学修士（MPH），日本救急医学会専門医・指導医・評議員，日本内科学会認定医・総合内科専門医，日本呼吸器学会専門医，社会医学系専門医・指導医．趣味はスキー（特にモーグル），清水エスパルスの応援，城巡り，人工呼吸器いじり，レジデント教育，書店の回診，ビッグデータを用いた医学研究．

批判的吟味のうえ，本書に関するご意見・ご感想はお気軽に編集部か私本人までお送りください．ド批判は心が凹むので，建設的なご意見をお待ちしております．メールにウイルスを添付するのはご遠慮ください．

mikioh@ks.kyorin-u.ac.jp

本書はレジデントノート誌の連載「カゲヨミ－見えているのに読めないあなたへ」（2017年4月号～2018年3月号）を全面的に刷新し，さらに新規項目を加え単行本化したものです．

胸部X線（きょうぶえっくすせん）カゲヨミ
「異常陰影（いじょういんえい）なし」と言（い）い切（き）るために

2019年　4月　1日　第1刷発行
2025年　3月25日　第3刷発行

著　者　中島幹男（なかじまみきお）
発行人　一戸裕子
発行所　株式会社　羊　土　社
〒101-0052
東京都千代田区神田小川町2-5-1
TEL　03（5282）1211
FAX　03（5282）1212
E-mail　eigyo@yodosha.co.jp
URL　www.yodosha.co.jp/
表紙立体イラスト　Kamihasami
印刷所　ブックグラフィカ

ISBN978-4-7581-1190-4

第14話の最後の問題の回答

図14-5の正解は「正常」です．

みなさんわかりましたか？この問題で知ってほしかったのは，本書のコンセプトである，「正常と言い切るのがいかに難しいか」です．実はこの写真は著者の胸部X線写真です．異常を指摘されると逆に困ります．歳の割に肋軟骨の骨化が目立つのが悩みの種です．内部ではだいぶ老化が進んでいるのかもしれませんね．

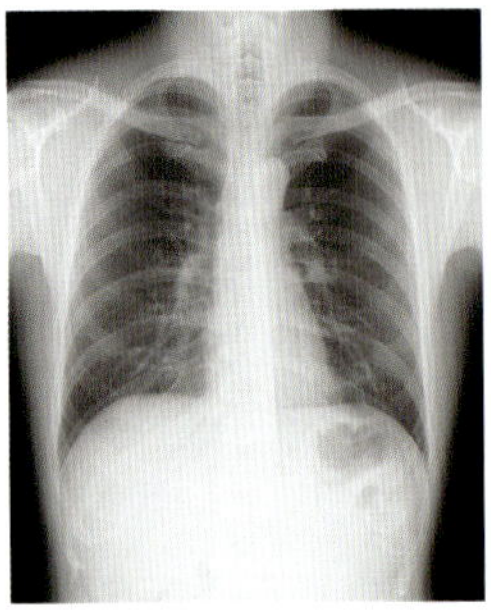

発行　羊土社 YODOSHA
〒101-0052　東京都千代田区神田小川町2-5-1　TEL 03(5282)1211　FAX 03(5282)1212
E-mail：eigyo@yodosha.co.jp
URL：www.yodosha.co.jp/
ご注文は最寄りの書店，または小社営業部まで